INTRODUÇÃO E FUNDAMENTOS DA ESTÉTICA E COSMÉTICA

Revisão técnica:

Lucimar Filot da Silva Brum
Doutora em Ciências Biológicas: Bioquímica
Professora de Farmacologia

Mônica Magdalena Descalzo Kuplich
Mestre em Genética e Toxicologia Aplicada
Fisioterapeuta Dermatofuncional

Litz Tomaschewski Lima
Pós-graduada em Cosmetologia Clínica
Coordenadora do curso de Estética e Cosmética

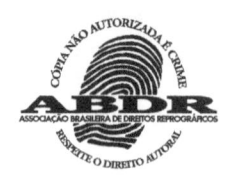

I61   Introdução e fundamentos da estética e cosmética / Fernanda Martins Lopes ... [et al.] ; [revisão técnica : Lucimar Filot da Silva Brum, Mônica Magdalena Descalzo Kuplich, Litz Tomaschewski Lima] . – Porto Alegre: SAGAH, 2017.

ISBN 978-85-9502-220-1

1. Técnicas cosméticas. 2. Estética. I. Lopes, Fernanda Martins.

CDU 687.5.01

Catalogação na publicação: Karin Lorien Menoncin CRB -10/2147

INTRODUÇÃO E FUNDAMENTOS DA ESTÉTICA E COSMÉTICA

Fernanda Martins Lopes
Doutora em Ciências Biológicas: Bioquímica
Pós-graduada em Biomedicina Estética

Mônica Magdalena Descalzo Kuplich
Mestre em Genética e Toxicologia Aplicada
Fisioterapeuta Dermatofuncional

Luciana Stamm
Especialista em Anatomia Funcional
Tecnóloga em Estética e Cosmética

Litz Tomaschewski Lima
Pós-graduada em Cosmetologia Clínica
Coordenadora do curso de Estética e Cosmética

Érica Ballestreri
Mestre em Biologia Celular e Molecular Aplicada à Saúde
Biomédica Especialista em Estética e Patologia Clínica

Porto Alegre,
2017

sagah⁺

© Grupo A Educação S.A., 2017

Gerente editorial: *Arysinha Affonso*

Colaboraram nesta edição:
Assistentes editoriais: *Adriana Lehmann Haubert, Fernanda Luzia Anflor Ferreira, Yasmin Lima dos Santos*
Preparação de originais: *Nathalia Glasenapp, Thays Prado, Amábile Deretti e Gabriela Sitta*
Capa: *Paola Manica | Brand&Book*
Editoração: *Ledur Serviços Editoriais Ltda*

> **Importante**
>
> Os *links* para *sites* da *web* fornecidos neste livro foram todos testados, e seu funcionamento foi comprovado no momento da publicação do material. No entanto, a rede é extremamente dinâmica; suas páginas estão constantemente mudando de local e conteúdo. Assim, os editores declaram não ter qualquer responsabilidade sobre qualidade, precisão ou integralidade das informações referidas em tais *links*.

Reservados todos os direitos de publicação ao GRUPO A EDUCAÇÃO S.A.
(Sagah é um selo editorial do GRUPO A EDUCAÇÃO S.A.)

Rua Ernesto Alves, 150 – Floresta
90220-190 Porto Alegre RS
Fone: (51) 3027-7000

SAC 0800 703-3444 – www.grupoa.com.br

É proibida a duplicação ou reprodução deste volume, no todo ou em parte, sob quaisquer formas ou por quaisquer meios (eletrônico, mecânico, gravação, fotocópia, distribuição na Web e outros), sem permissão expressa da Editora.

IMPRESSO NO BRASIL
PRINTED IN BRAZIL

APRESENTAÇÃO

A recente evolução das tecnologias digitais e a consolidação da internet modificaram tanto as relações na sociedade quanto as noções de espaço e tempo. Se antes levávamos dias ou até semanas para saber de acontecimentos e eventos distantes, hoje temos a informação de maneira quase instantânea. Essa realidade possibilita a ampliação do conhecimento. No entanto, é necessário pensar cada vez mais em formas de aproximar os estudantes de conteúdos relevantes e de qualidade. Assim, para atender às necessidades tanto dos alunos de graduação quanto das instituições de ensino, desenvolvemos livros que buscam essa aproximação por meio de uma linguagem dialógica e de uma abordagem didática e funcional, e que apresentam os principais conceitos dos temas propostos em cada capítulo de maneira simples e concisa.

Nestes livros, foram desenvolvidas seções de discussão para reflexão, de maneira a complementar o aprendizado do aluno, além de exemplos e dicas que facilitam o entendimento sobre o tema a ser estudado.

Ao iniciar um capítulo, você, leitor, será apresentado aos objetivos de aprendizagem e às habilidades a serem desenvolvidas no capítulo, seguidos da introdução e dos conceitos básicos para que você possa dar continuidade à leitura.

Ao longo do livro, você irá encontrar hipertextos que irão auxiliá-lo no processo de compreensão do tema. Esses hipertextos estão classificados como:

Saiba mais

Traz dicas e informações extras sobre o assunto tratado na seção.

Fique atento

Alerta sobre alguma informação não explicitada no texto ou acrescenta dados sobre determinado assunto.

Exemplo

Mostra um exemplo sobre o tema estudado, para que você possa compreendê-lo de maneira mais eficaz.

Link

Indica, por meio de *links* e códigos QR*, informações complementares que você encontra na *web*.

https://sagah.maisaedu.com.br/

Todas essas facilidades vão contribuir para um ambiente de aprendizagem dinâmico e produtivo, conectando alunos e professores no processo do conhecimento.

Bons estudos!

---

* Atenção: para que seu celular leia os códigos, ele precisa estar equipado com câmera e com um aplicativo de leitura de códigos QR. Existem inúmeros aplicativos gratuitos para esse fim, disponíveis na Google Play, na App Store e em outras lojas de aplicativos. Certifique-se de que o seu celular atende a essas especificações antes de utilizar os códigos.

SUMÁRIO

Unidade 1

Introdução e história 11
Fernanda Martins Lopes
  Conceito de estética e suas aplicações 11
  Evolução histórica da estética 13
  A preocupação com a aparência física 18

Introdução à disciplina e ao conceito da estética e da cosmética 23
Litz Tomaschewski Lima
  Descrição da evolução dos padrões estéticos 23
  Identificação das atividades do esteticista e do cosmetólogo 27
  Articulação entre a estética e a cosmética 29

História, correntes e teorias estéticas 35
Mônica Magdalena Descalzo Kuplich
  História e paradigmas da estética 35
  Tendências contemporâneas nas diferentes áreas da estética 42

Padrões de beleza 49
Érica Ballestreri
  Padrões de beleza na Antiguidade 49
  Evolução dos padrões de beleza até a contemporaneidade 56
  A influência da mídia nos padrões de beleza atuais 58

Perfil profissional do esteticista 63
Luciana Stamm
  Sempre em busca de conhecimento 63
  Ser multifacetado 65
  A importância de uma boa avaliação e da montagem de protocolos 67

Unidade 2

Princípios éticos, preparação e posicionamento para o tratamento 71
Luciana Stamm
- Princípios éticos para o atendimento do paciente 72
- Postura do esteticista durante o atendimento ao cliente 73
- Preparação do ambiente para o atendimento 78
- Preparo do paciente para o tratamento 80

Aspectos da relação terapeuta/paciente 85
Luciana Stamm
- Ética na estética 85
- Aspectos emocionais do paciente de estética 88
- Relação terapeuta/paciente 89

Profissão do esteticista: atividades profissionais 95
Fernanda Martins Lopes
- Histórico da profissão de esteticista no Brasil 95
- Legislação sobre a profissão de esteticista 97
- Áreas de atuação do profissional de estética 101

Procedimentos estéticos faciais e corporais 105
Fernanda Martins Lopes
- Procedimentos estéticos faciais 105
- Procedimentos estéticos corporais 109
- Técnicas para permeação de cosméticos 112

Unidade 3

História e introdução à cosmética 117
Mônica Magdalena Descalzo Kuplich
- História da estética e dos cosméticos 117
- O mercado da área da estética 123
- Inovações tecnológicas em estética e cosmética 125

Tipos de pele 131
Fernanda Martins Lopes
- Pele: função e estrutura 131
- Tipos de pele 134
- A escala de Fitzpatrick: cor da pele e reatividade ao sol 136

Estrutura de cosméticos 143
Fernanda Martins Lopes
- História e conceito de cosméticos 143
- Composição dos cosméticos e suas funções 145
- Estruturas químicas das formulações cosméticas 146

Unidade 4

Tipos de cosméticos 153
Fernanda Martins Lopes
   Classificação segundo o grau de risco.. 154
   Classificação segundo a região de aplicação..155
   Classificação segundo a forma de apresentação 158

Tratamentos cosméticos faciais 161
Mônica Magdalena Descalzo Kuplich
   Flacidez e rugas 162
   Hipercromias 167
   Acne 172

Tratamentos cosméticos corporais 179
Mônica Magdalena Descalzo Kuplich
   Fibro edema geloide (FEG).. 180
   Estrias.. 184
   Gordura localizada ou lipodistrofia 187
   Flacidez ou hipotonia 188

UNIDADE 1

Introdução e história

Objetivos de aprendizagem

Ao final deste texto, você deve apresentar os seguintes aprendizados:

- Definir o conceito de estética.
- Conhecer a história da estética e como ela está relacionada com o cotidiano desde o início da nossa civilização.
- Identificar os possíveis motivos para as pessoas se preocuparem com a aparência física.

Introdução

A Organização Mundial de Saúde (OMS) conceitua saúde como "estado de completo bem-estar físico, mental e social e não somente ausência de afecções e enfermidades". Diferentes ramos da área da saúde buscam preencher esse conceito, entre eles, a estética. As disfunções estéticas podem motivar a baixa autoestima e prejudicar as relações psicossociais, afetando a saúde física e mental dos indivíduos. O que a estética faz é devolver a beleza a pessoas insatisfeitas com determinada área do seu corpo e/ou rosto, e, por consequência, o bem-estar delas.

Neste texto, você terá o primeiro contato com a estética e aprenderá o seu conceito, sua evolução histórica e os motivos pelos quais os indivíduos se preocupam com a aparência.

Conceito de estética e suas aplicações

Se você procurar em qualquer dicionário de língua portuguesa a definição de **estética**, você encontrará o seguinte significado: "beleza e harmonia de formas e cores". Além disso, essa palavra tem origem grega (*aisthesis*) que significa sensação e percepção (BAYER, 1993; SUENAGA et al., 2012). Como você pode perceber, esse conceito auxilia no entendimento da prática profissional do esteticista, que é perceber e compreender a queixa estética do seu cliente, devolvendo a ele harmonia e bem-estar.

O primeiro uso da palavra "estética" foi no século XVIII, em uma obra literária chamada *Estética*, do filósofo alemão Alexander Baumgarten (CALDAS FILHO, 2008; SCHMITZ; LAURENTINO; MACHADO, 2010). Conforme Caldas Filho (2008), a estética, portanto, não só está relacionada à área da beleza, mas também ao ramo da filosofia que estuda a **percepção do belo**.

> **Saiba mais**
>
> Você sabia que a estética sempre esteve ligada à filosofia? O estudo da estética e da percepção do belo teve início na Grécia Antiga por filósofos como Platão, Aristóteles e Sócrates (BAYER, 1993).

Voltando para a área da beleza, a estética usa técnicas, cosméticos e equipamentos com o intuito de tratar as **disfunções estéticas** de indivíduos. É importante salientar que disfunção estética é diferente de doenças ou enfermidades. Visto que alguns tratamentos estéticos podem causar mudanças na fisiologia e no metabolismo das pessoas, o público-alvo da estética são indivíduos fisicamente saudáveis.

Para que você possa saber se o seu cliente tem as condições necessárias para receber um tratamento estético, você deve fazer uma **anamnese**, ou **avalição física**, na qual obterá informações sobre o estado de saúde do cliente (PRIORESCHI, 1996). Com esses dados em mãos, será possível elaborar um **diagnóstico da queixa** e determinar se o cliente está apto ou não para o tratamento estético.

Durante essa avaliação, é fundamental se atentar apenas à queixa do cliente, isto é, focar somente no motivo pelo qual o cliente lhe procurou. Ainda que seu cliente apresente outras disfunções estéticas, não comente, caso contrário pode criar constrangimentos.

Entre as disfunções estéticas que o esteticista pode tratar, podemos citar: celulite, flacidez, gordura localizada, rugas, estrias e acne. Ou seja, ele atua em diversos pontos da área da estética. Além disso, o profissional pode auxiliar no pós-operatório de cirurgias plásticas, realizando drenagens linfáticas pós-operatórias.

Nesse primeiro tópico do texto, fizemos uma breve introdução à fascinante área da estética. Agora você é capaz de definir o que é estética e apontar suas variadas aplicações.

Evolução histórica da estética

Muitos pensam que a preocupação com a aparência é um tema atual, porém isso está presente desde o início da nossa civilização. Nesse tópico você descobrirá que o ser humano já usava diferentes técnicas estéticas e cosméticas desde a Pré-História. Evidências dessa época indicam que itens de maquiagem, incluindo lápis de cor, eram utilizados para pintar o rosto e o corpo nas primeiras formas de ritual da cultura humana. Apesar do objetivo principal não ser a melhora do aspecto físico, e sim agradar deuses e espantar maus espíritos, este é o primeiro relato de uso de maquiagem na história (POWER, 2004; WATTS, 2010).

Com relação às civilizações da Antiguidade, estudos arqueológicos mostraram que cosméticos eram parte integrante da higiene e da saúde no Egito Antigo. Exemplo disso é o uso de bálsamos, cremes para a pele feitos de cera de abelha e azeite de oliva. Além disso, substâncias para fazer perfumes, como mirra, melancia, olíbano, menta e alecrim eram muito utilizadas pelos egípcios (BAYER, 1993; SCHNEIDER et al., 2001).

> **Saiba mais**
>
> O conceito de abrasão da pele, ou seja, a remoção das camadas superiores para o rejuvenescimento, já era usado no Egito Antigo por meio de um tipo de lixa para suavizar as cicatrizes. Outros artifícios utilizados eram banhos de leite azedo e óleos de frutas para renovação da pele (D'ANGELO; LOTZ; DEITZ, 2001).

Cleópatra e Nefertiti são dois símbolos de beleza da era Antiga (Figura 1).

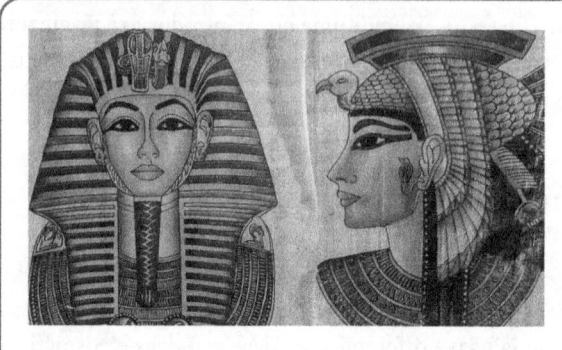

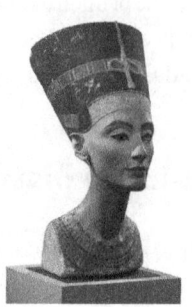

Figura 1. Cleópatra e Nefertiti, duas importantes rainhas do Egito Antigo.
Fonte: Tanja-vashchuk/Shutterstock.com e Tkachuk/Shutterstock.com

Cleópatra, uma das mais famosas governantes do Egito, raramente foi vista em público sem maquiagem, incluindo batom, sombra, sobrancelhas escuras e cílios achatados. Ela foi uma das primeiras mulheres a utilizar alguns produtos com finalidades cosméticas, por exemplo, a cera à base de mel para depilação. Nefertiti, por sua vez, é um ícone de beleza não só da Antiguidade, mas ainda nos dias de hoje, por apresentar um rosto extremamente simétrico (EL-TONSY; EL-DIN; KAMAL, 2014).

Saiba mais

Simetria facial é considerada uma característica importante na beleza. Quanto mais simétrico for o rosto, mais bela é considerada a pessoa (JONES et al., 2001).

Ainda na Idade Antiga, outras civilizações, como a grega e a romana, também faziam uso de cosméticos. Na Grécia Antiga, havia o costume de banhar-se com azeite de oliva e polvilhar a pele com areia fina para se proteger do sol. Já os romanos fizeram grandes construções de locais destinados a banhos públicos, chamados de casas de banho, para higiene corporal e terapia pela água com propriedades medicinais (Figura 2) (BAYER, 1993; D'ANGELO; LOTZ; DEITZ, 2001; SUENAGA et al., 2012).

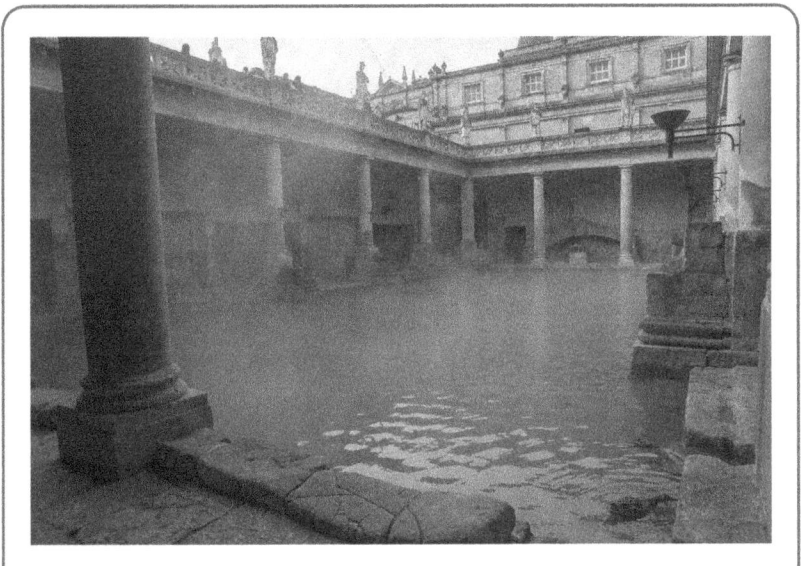

Figura 2. Casa de banho de origem romana na cidade de Bath, no Reino Unido.
Fonte: Por RnDmS/Shutterstock.com

Com relação aos povos asiáticos, segundo Jianying (2011), os chineses e os japoneses geralmente usavam pó de arroz para deixar seus rostos brancos. As sobrancelhas eram raspadas, os dentes pintados com ouro ou na cor preta e, por fim, a henna era usada na pintura dos cabelos e dos rostos.

De acordo com Kury, Hargreaves e Valença (2000), na Idade Média, ao contrário do que muitos pensam, também existia uma preocupação com a estética. Apesar de a Igreja condenar o uso da maquiagem, os cosméticos continuavam sendo utilizados. Os rostos pálidos foram uma tendência durante esse período (KURY; HARGREAVES; VALENÇA, 2000).

Com a Renascença, no início da Idade Moderna, a preocupação com a estética tornou-se ainda mais evidente. Nessa fase, cosméticos e fragrâncias eram usados em abundância, além de joias e perucas. Se verificarmos as obras de arte dessa época, conseguimos perceber que as mulheres representadas nas pinturas apresentam contornos curvilíneos e pele alva. Um exemplo disso é a famosa pintura de Sandro Botticelli, *O Nascimento de Vênus*, que você pode conferir na Figura 3 (BAYER, 1993; D'ANGELO; LOTZ; DEITZ, 2001; SUENAGA et al., 2012).

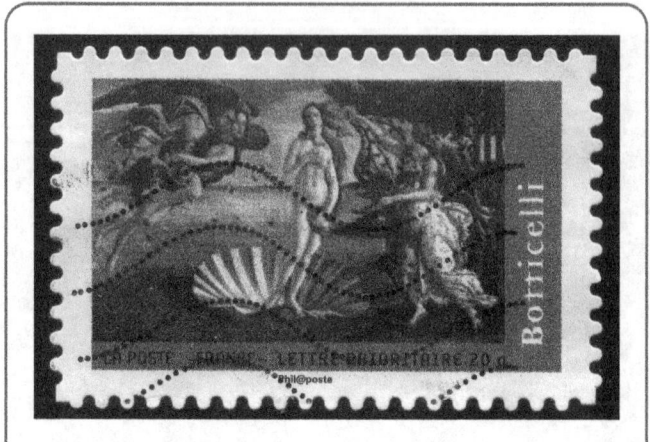

Figura 3. Pintura de Sandro Botticelli, *O Nascimento de Vênus* (1482-1485).
Fonte: Rook76/Shutterstock.com

Segundo Gubar (2000), durante essa época, havia a obsessão com a pele alva. As mulheres europeias muitas vezes tentavam deixar a pele mais branca usando uma variedade de produtos, incluindo tinta de chumbo branco. A rainha Elizabeth I da Inglaterra criou uma aparência conhecida como "a máscara da juventude" (Figura 4) (GUBAR, 2000).

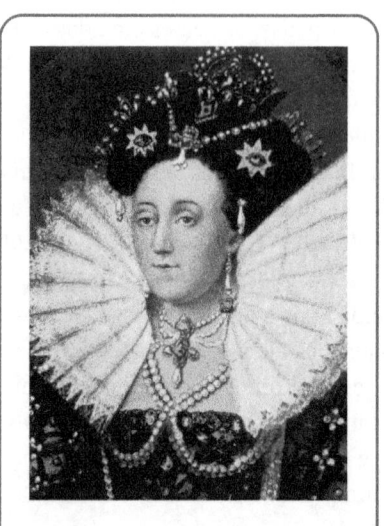

Figura 4. Rainha Elizabeth I, da Inglaterra.
Fonte: Everett Historica/Shutterstock.com

Segundo Kury, Hargreaves e Valença (2000), com o início da Idade Contemporânea e a Revolução Industrial, os cosméticos ficaram mais acessíveis à população devido à produção em larga escala – antigamente seu uso era restrito a classes sociais mais altas.

No início do século XX surgiram aparelhos e técnicas estéticas que são utilizadas até os dias de hoje. Aqui destacamos os anos 30, período de surgimento de aparelhos de alta frequência e da técnica de drenagem linfática, desenvolvida por Emílio Vodder. Além disso, nos anos 50, surgiu a técnica de iontoforese, permitindo a permeação de ativos cosméticos (FAÇANHA, 2003; SCHMITZ; LAURENTINO; MACHADO, 2010; WINTER, 2001).

No fim do século XX, o desenvolvimento científico auxiliou a área da estética a melhorar e adaptar protocolos com a utilização, por exemplo, de princípios ativos mais potentes e aparelhos eletroestéticos aprimorados, que estão em constante evolução (VIGARELLO, 2006).

Com o início do século XXI, o desenvolvimento científico aumentou ainda mais e estamos passando por uma grande revolução tecnológica. Um dos avanços na área da estética é o uso de nanocosméticos (nano significa pequeno, reduzido), que melhoraram a permeação de princípios ativos pela pele. Além disso, os equipamentos eletroestéticos estão ficando cada vez mais sofisticados. Hoje conseguimos tratar mais de uma disfunção estética usando o mesmo equipamento (SUENAGA, et al., 2012, SCHMITZ; LAURENTINO; MACHADO, 2010).

Nesse tópico, você conheceu os diferentes relatos históricos sobre estética. Ficou claro que este tema não é um assunto atual e sempre esteve presente no nosso cotidiano.

Fique atento

No Brasil, a prática da estética teve início na década de 1950 por meio de Anne Marie Klotz, nascida em Natal, Rio Grande do Norte, e filha de franceses. A família retornou à França, onde Anne aprendeu sobre estética e cosmetologia. Após anos no exterior, ela decidiu voltar ao Brasil e começou a aplicar as técnicas aqui, atendendo amigos em domicílio. Em pouco tempo, tornou-se um sucesso e abriu a primeira escola brasileira de formação de esteticistas (WINTER, 2001).

A preocupação com a aparência física

Como você pôde perceber, a preocupação com a beleza não é um tema atual. Na história mundial, vários padrões de beleza foram criados e modificados em diferentes épocas. Para atingir o padrão, as pessoas utilizam-se de artifícios como técnicas de estética e usos de cosméticos. Mas qual seria o motivo dessa preocupação com a aparência? É exatamente isso que você verá nesse tópico.

Fique atento

A preocupação com a estética é um assunto mundial, mas há países que consomem de forma muito significativa procedimentos cirúrgicos e não cirúrgicos. O Brasil, por exemplo, é o segundo país que mais realiza procedimentos estéticos, perdendo apenas para os Estados Unidos (INTERNATIONAL SURVEY ON AESTHETIC, 2015).

Para compreender este tópico, devemos relembrar o conceito de **seleção natural**, teoria proposta por Charles Darwin, que diz que características favoráveis a determinado ambiente tendem a ser passadas para os descendentes (DARWIN; BEER, 2008).

Saiba mais

Charles Darwin foi um cientista britânico e escritor do livro *Origem das Espécies*, no qual mostrou evidências da ocorrência da evolução por meio da seleção natural (DARWIN; BEER, 2008).

Com a definição de seleção natural, conseguimos entender o conceito de seleção sexual, que servirá como base para identificar os motivos pelos quais os seres humanos são extremamente preocupados com a aparência. A **seleção sexual** diz respeito às características reprodutivas vantajosas; ou seja, os indivíduos que possuem características que despertam o interesse do outro sexo são escolhidos para a reprodução (DARWIN, [1871]).

> **Exemplo**
>
> Um exemplo de seleção sexual é a plumagem colorida da cauda de pavões, usada para atrair as fêmeas. A fêmea do pavão desejará copular com o macho mais atraente, já que os machos de sua prole também serão atraentes para as fêmeas da próxima geração (DARWIN, [1871]).

Apesar de sermos considerados seres racionais, diferente de outros seres vivos, esse comportamento ainda é primitivo. Obviamente, não é só isso que define a base das relações humanas, mas é fato que pessoas consideradas bonitas chamam mais a atenção do que outras. Nesse tópico, abordamos esse tema para que você possa entender o quanto a aparência é importante para todos os seres vivos (DARWIN, [1871]).

A seguinte frase do dermatologista Samuel Jessner, do ano de 1907, resume a preocupação do ser humano com a estética: "Quem conhece o mundo, quem sabe como a aparência é valorizada a ponto da aparência da sua pele poder prejudicar a vida social de alguém, entenderá que as disfunções estéticas são muitas vezes mais sérias que doenças mais graves" (LOCHER, 2016).

Exercícios

1. Qual civilização foi a primeira a fazer uso das técnicas de abrasão?
a) inglesa.
b) romana.
c) grega.
d) egípcia.
e) chinesa.

2. Na cidade de Bath, no Reino Unido, existem casas de banho que foram construídas na Idade Antiga com o objetivo de fazer a higiene pessoal. Quem foram os principais responsáveis por essas construções?
a) romanos.
b) chineses.
c) ingleses.
d) gregos.
e) egípcios.

3. Sobre o comportamento humano relacionado à preocupação com a aparência, podemos afirmar que:
a) a seleção natural é um conceito que pode ajudar a compreender esse comportamento.
b) a seleção social é o que determina esse comportamento.
c) seres humanos são seres mais olfativos, por isso não se

preocupam com a aparência.
d) nunca existiram relatos de depressão devido à aparência física.
e) a preocupação com a aparência física tornou-se presente no fim do século XX.

4. Sobre a história da estética, assinale a alternativa correta.
   a) Os primeiros relatos sobre maquiagem são provenientes da Grécia Antiga, como o uso de lápis de cor.
   b) A rainha Nefertiti era o padrão de beleza no Egito Antigo porque seu rosto é considerado assimétrico.
   c) Na Idade Média ninguém se preocupava com a estética.
   d) Somente na Idade Contemporânea os cosméticos ficaram acessíveis para toda a população.
   e) No Brasil, os centros estéticos começaram nos anos 1990 com Anne Marie Koltz.

5. Sobre estética, podemos afirmar que:
   a) é uma área somente da beleza.
   b) foi conceituada pela primeira vez no século XX por Alexander Baumgarten.
   c) a preocupação com a aparência é um comportamento atual, e não há relato disso até a Idade Contemporânea.
   d) teorias evolucionistas explicam os motivos da procura por tratamentos estéticos.
   e) não é necessário avaliar o cliente para que ele possa fazer procedimentos estéticos.

Referências

BAYER, R. *História da Estética*. Lisboa: Estampa, 1993.

CALDAS FILHO, C. R. Para uma filosofia reformada das artes. In: CONGRESSO INTERNACIONAL DE ÉTICA E CIDADANIA. 4., São Paulo, 2008. *Artigos*... São Paulo: Universidade Presbiteriana Mackenzie, 2008.

D'ANGELO, J.; LOTZ, S.; DEITZ, S. *Fundamentos de Estética 1*. São Paulo: Ática, 2001.

DARWIN, C. *A origem do homem e a seleção sexual*. [s.l]: [1871].

DARWIN, C.; BEER, G. *On the origin of species*. Oxford: Oxford University Press, 2008.

EL-TONSY, M. H.; EL-DIN, W. H.; KAMAL, M. Aesthetic Dermatology in Acient Egypt. *Egyptian Dermatology Onnline Journal*, v. 10, n. 2, 2014.

FAÇANHA, R. *Estética Comtemporânea*. Rio de Janeiro: Rubio, 2003.

GUBAR, S. *Racechanges:* white skin, black face in American culture. Oxford: Oxford University Press, 2000.

INTERNATIONAL SOCIETY OF AESTHETIC PLASTIC SURGERY. *Cosmetic Procedures Performed in 2015*. Hanover: ISAPS, 2015.

JIANYING, H. Ancient Cosmetology. *China Today*, Beijing, Oct. 2011

JONES, B. et al. Facial symmetry and judgements of apparent health. *Evolution and Human Behavior*, Atlanta, v. 22, n. 6, p. 417–429, 1 nov. 2001.

KURY, L.; HARGREAVES, L.; VALENÇA, M. *Ritos com o corpo*. Rio de Janeiro: Senac, 2000.

LOCHER, W. Cosmetic Medicine: Innovative Beauty Care as Popular Medicine in Days Gone By. *Facial Plastic Surgery*, Chicago, v. 32, n. 3, p. 245–252, jun. 2016.

PRIORESCHI, P. *A history of medicine: roman medicine*. 2. ed. Omaha: Horatius, 1996.

POWER, C. Women in Prehistoric Art. In: BERGHAUS, G. (Ed.). *New Perspectives on Prehistoric Art*. Praeger: Westport, 2004, p. 75-103.

SCHMITZ, D. S.; LAURENTINO, L.; MACHADO, M. *Estética facial e corporal*: uma revisão bibliográfica. Balneário Camburiú: UNIVALI, 2010.

SCHNEIDER, G. et al. Skin Cosmetics. In: Elvers, B. *Ullmann's Encyclopedia of Industrial Chemistry*. Weinheim: Wiley-VCH Verlag GmbH & Co. KGaA, 2001.

SUENAGA, C. et al. *Conceito, beleza e contemporaneidade:* fragmentos históricos no decorrer da evolução estética. Trabalho de Conclusão de Curso (Cosmetologia e Estética) - Universidade Federal do Vale do Itajaí, Itajaí, 2012.

VIGARELLO, G. *História da Beleza*. Amadora: Teorema, 2006.

WATTS, I. The pigments from Pinnacle Point Cave 13B, Western Cape, South Africa. *Journal of Human Evolution*, Atlanta, v. 59, p. 392–411, 2010.

WINTER, W. R. *Eletrocosmética*. 3. ed. Rio de Janeiro: Vida Estética, 2001.

Introdução à disciplina e ao conceito da estética e da cosmética

Objetivos de aprendizagem

Ao final deste capítulo, você deve apresentar os seguintes aprendizados:

- Compreender a evolução dos padrões estéticos.
- Identificar as atividades do esteticista e do cosmetólogo.
- Relacionar a estética e a cosmética.

Introdução

Este capítulo constitui uma introdução à disciplina e aos conceitos de estética e cosmética. Aqui vamos abordar de forma breve a evolução dos padrões de estética, as atividades do esteticista e do cosmetólogo e a relação entre a estética e cosmética.

Descrição da evolução dos padrões estéticos

A palavra *estética* vem do grego e significa "percepção e sensação". Sabe-se que a busca pela beleza está integrada ao bem-estar, à autoestima e à autoimagem.

Os povos primitivos, em diferentes regiões do mundo, adornavam-se, maquiavam-se e usavam óleos e perfumes. Ao longo dos tempos, os padrões de estética foram modificados de acordo com a evolução cultural e o desenvolvimento de novas tecnologias e produtos na área da estética e da cosmética.

Na Grécia, famosa pelo culto à beleza, a estética surgiu como uma matéria da filosofia, juntamente com a lógica e a ética, formando assim os conceitos de bom e de belo, aplicados aos valores morais da humanidade. No Egito, conhecido pelo culto à beleza sofisticada, conta-se que Cleópatra usava argilas, óleos aromáticos e banhos de leite de cabra para o embelezamento. Nessa cultura, acreditava-se que a beleza fosse importante para a imortalidade.

Na Idade Média, período da história da Europa entre os séculos V e XV, que inicia com a Queda do Império Romano do Ocidente e termina durante a transição para a Idade Moderna, a igreja, acreditando que a vaidade era força maléfica, pois as mulheres estariam alterando a face dada por Deus, repreendia o culto à beleza do corpo. Esse foi um período de decadência da estética.

O Renascimento, que começou na Itália no século XIV e difundiu-se pela Europa nos séculos XV e XVI, é marcado pelo ressurgimento da importância da estética.

No século XVIII, na França, era moda o uso de perucas com cachos, pó de arroz e brilhos, além da produção de perfumes.

No século XIX, no período do movimento artístico e filosófico chamado Romantismo, as mulheres passam a adotar um estilo mais simples, valorizando tons de pele com aparência mais pálida. A forma física e a elegância feminina passam a ser mais valorizadas, e as mulheres passam a utilizar corpetes como forma de disfarçar a gordura e excesso de peso. Em meados desse século, teve início também a maquiagem como a conhecemos. É de 1860, por exemplo, o creme Simon (Figura 1), foi fundada a Casa Simon, produtora do creme que leva o mesmo nome, e até hoje em operação.

Nos anos 1930, o Ballet Russo teve grande importância para a estética. A pintura exótica dos olhos das bailarinas influenciou a moda das sombras coloridas e metálicas, assim como uso de base.

Nos anos 1940, durante a Segunda Guerra Mundial, o fornecimento de maquiagem era escasso, uma vez que o petróleo e o álcool necessários à sua produção eram revertidos para as necessidades da guerra. No entanto, os cosméticos já desempenhavam um papel importante para a autoestima feminina, o que fez com que muitas mulheres improvisassem com substitutos caseiros. O batom vermelho escuro, obtido no mercado negro, era usado também como esmalte para as unhas.

Nos anos 1950, com o fim da Segunda Guerra Mundial, retornou à moda o visual mais feminino. Os olhos eram realçados em cortes de cabelo mais curtos e também com o uso de bastante delineador preto na pálpebra superior, que passou a ser usado na forma líquida e aplicado com pincel em vez de lápis ou cajal.

Nos anos 1960, com a ascensão do culto à juventude, os fabricantes de cosméticos passam a concentrar sua atenção no mercado consumidor jovem. Inspiradas no visual do continente, as mulheres usavam batons rosa pálido ou branco e maquiagem carregada nos olhos. Os cosméticos de aplicação rápida e fácil, como o pó de arroz compacto e as bases em tubo, eram os favoritos.

Na década de 1970, popularizaram-se as cores na maquiagem, acompanhando coleções de moda da alta-costura francesa, italiana e inglesa. Nessa época, os fabricantes passam a realçar a durabilidade dos seus cosméticos.

É no final da década de 1980 que entram em voga as fórmulas evoluídas de cosméticos pigmentados e surgem novos produtos que usam tecnologias de vanguarda. Tais produtos passaram a ter propriedades interessantes para a beleza e a saúde, como manutenção do envelhecimento da pele e proteção solar.

Nos anos 1990, o chamado benefício visível ganha grande importância, e os nomes dos cosméticos passam a sugerir o uso de ingredientes clinicamente testados e a indicar certo afastamento em relação ao glamour do princípio do século e uma tendência à valorização de uma estética mais pura.

No início dos anos 2000, a magreza e a altura extremas, as dietas e os inibidores de apetite fazem a cabeça das mulheres. As clínicas de estética começam a absorver essas tendências e a desenvolver tratamentos específicos. Também nessa época, o desenvolvimento da mídia aumenta muito a velocidade da informação.

A indústria de cosméticos passa a especializar-se cada vez mais em proporcionar bem-estar e autoestima, focando em tornar os cuidados com a beleza mais eficazes e mais práticos de inserir na rotina. Isso fez com que, nos dias de hoje, tenhamos produtos específicos para cada nicho de mercado, maquiagens que tratam a pele enquanto embelezam, produtos naturais com ativos orgânicos, em substituição aos derivados de petróleo, e finalizadores que modelam e tratam os cabelos ao mesmo tempo, entre outros.

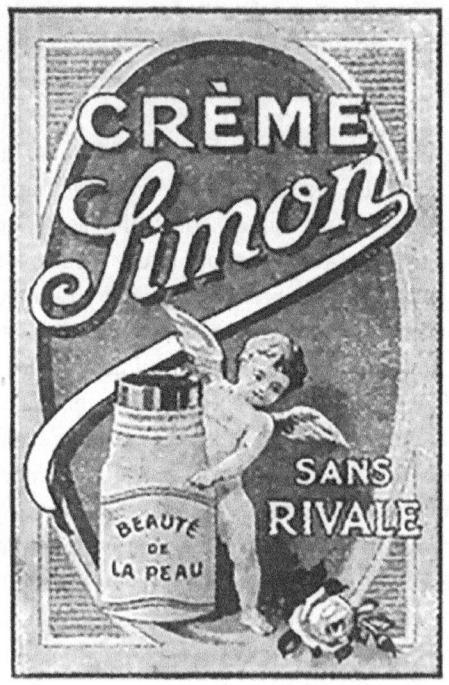

Figura 1. O creme Simon foi o primeiro cosmético produzido industrialmente.
Fonte: CRÈME...2017, documento *on-line*.

> **Fique atento**

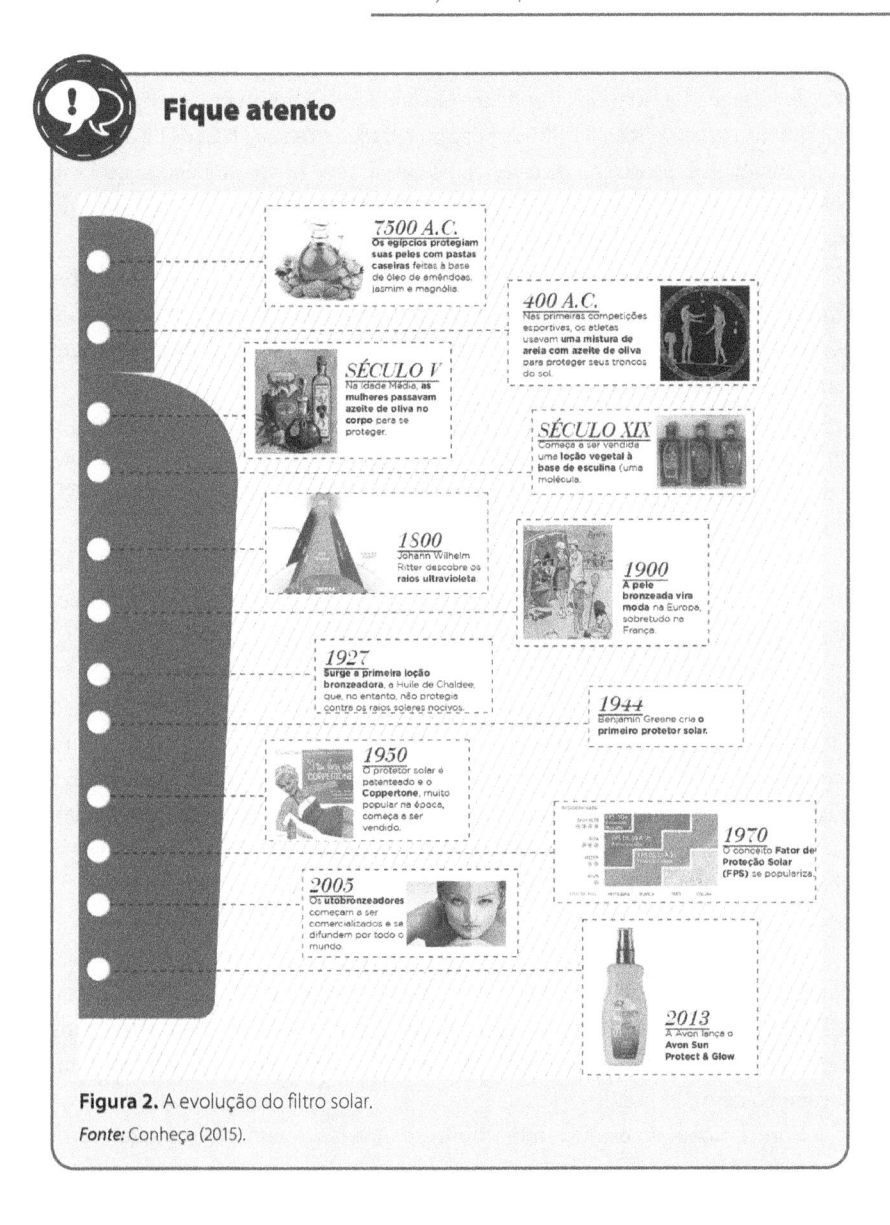

Figura 2. A evolução do filtro solar.
Fonte: Conheça (2015).

Identificação das atividades do esteticista e do cosmetólogo

A área da estética e cosmética está em constante evolução no mundo todo, especialmente no Brasil. Segundo os dados da Associação Brasileira da Indústria de Higiene Pessoal, Perfumaria e Cosméticos (Abrahipec), esse mercado movimenta mais de R$ 38 bilhões por ano em todos os seus braços de atuação.

A história da profissão de estética no Brasil teve início na década de 1950 por intermédio de Anne Marie Klotz, que nasceu em Natal, Rio Grande do Norte, em 1914, mas passou a infância na França.

Em 1951, acompanhando seu marido Jean Pierre Klotz, Anne Marie retornou ao Brasil trazendo na bagagem técnicas de estética aprendidas na França. Apesar das dificuldades com o português, começou a trabalhar em casa atendendo as amigas.

Em pouco tempo, as técnicas empregadas tornaram-se um sucesso e o apartamento ficou pequeno para tantas clientes. Assim nasceu, em Copacabana, o instituto de beleza France-Bel, que, entre os anos de 1954 e 1955, transformou-se em laboratório e sala de aula.

A princípio, os produtos cosméticos eram trazidos da França, pois não havia equivalentes no Brasil. Posteriormente, com a ajuda de um químico, Madame Klotz criou a linha de produtos France-Bel.

As primeiras esteticistas usavam aparelhos de eletroterapia franceses. Em pouco tempo, devido ao grande número de alunas, tornou-se necessário fabricá-los no Brasil e, mais uma vez, Anne Marie Klotz criou a primeira empresa de aparelhos de eletroterapia do Brasil, a Vigilex, que produzia em sua linha os aparelhos: Desincrustabel, Vacuobel e Fluxobel (alta frequência).

Madame Klotz criou a Federação Brasileira de Estética e Cosmetologia (Febeco), afiliada à Federação Mundial. Voltou para se aposentar em Paris no ano 1981.

A profissão de esteticista foi regulamentada pela Câmara dos Deputados somente em 10 de novembro de 2016, através do Projeto de Lei nº 2332/15, que utiliza a terminologia esteticista e cosmetólogo para designar os profissionais de nível superior ou técnico em estética para referir-se aos profissionais com formação de nível médio.

O profissional de estética tem direitos e deveres, como em qualquer outra profissão. Entre os deveres, destacam-se:

- higiene impecável no ambiente de trabalho, mesmo sendo simples, começando pela limpeza do local e passando pela utilização de materiais descartáveis e/ou esterilizados, bem como de aparelhos em perfeitas condições de uso e de cosméticos registrados pelo Ministério da Saúde;
- treinamentos constantes para atualização sobre novos produtos e técnicas, bem como protocolos que demonstrem para nossa cliente maior credibilidade do serviço prestado;

- não prometer aos clientes resultados que não possamos cumprir – a ética e a transparência, princípios que devem nortear o desenvolvimento de nosso protocolo de trabalho e a ficha de anamnese do cliente, são primordiais.

> **Link**
>
> Digite no seu mecanismo de busca "Projeto de Lei nº 2332/15" e leia a íntegra do texto que regulamentou a profissão de esteticista.

Articulação entre a estética e a cosmética

A estética está diretamente relacionada à cosmética. Para os gregos, os cosméticos eram mais sobre ciência, e os cientistas davam orientações sobre dietas, exercícios físicos, higiene e sobre o uso de cosméticos.

A palavra *cosmético* deriva da palavra grega *kosmetikós*, "hábil em adornar". Existem evidências arqueológicas do uso de cosméticos para embelezamento e higiene pessoal desde o ano 4000 a.C.

Cosméticos são formulações, misturas ou substâncias usadas para melhorar a aparência ou o odor do corpo humano ou para protegê-lo de danos ambientais, como o dano solar. Antigamente, os cosméticos eram usados para disfarçar defeitos físicos, a sujeira ou o mau-cheiro. No Brasil, eles são denominados "produtos para a higiene e cuidado pessoal" (BRASIL, 2017).

Há também produtos cosméticos no mercado que têm funções mais complexas do que a limpeza ou o embelezamento. São os chamados cosmecêuticos, dermocosméticos ou cosméticos funcionais. Constituem formulações de uso pessoal que atuam sobre o organismo produzindo benefícios, promovendo modificações na saúde da pele, das mucosas e do couro cabeludo.

Os primeiros registros de cosméticos remontam aos egípcios, que pintavam os olhos com sais de antimônio para evitar a contemplação direta do sol, representado pelo deus Ra. Para proteger sua pele das altas temperaturas e da secura do clima desértico, os egípcios recorriam à gordura animal e vegetal, à cera de abelhas, ao mel e ao leite para preparar cremes para a pele. Há registros de historiadores romanos que relatam que a rainha egípcia Cleópatra se banhava com leite para manter a pele e os cabelos belos e hidratados.

No final do século XIX, a cosmética estava consolidada no mercado internacional como um dos maiores e mais lucrativos negócios, que deu origem à poderosa indústria de cosméticos de hoje. O primeiro instituto de beleza do mundo, fundado por Madame Lucas, surge em Paris, em 1880, oferecendo uma grande diversidade de técnicas, como massagens, cirurgia estética e dietética, além dos serviços cosméticos.

O Século XX pode ser considerado um período de virada em toda a história. Grandes avanços, mudanças e conquistas marcantes foram alcançados nessa época. Nesse século, destacam-se mulheres como Helena Rubinstein, que lançou o primeiro creme produzido industrialmente, o Valese, e abriu o primeiro salão de beleza do mundo, e Estée Lauder, considerada uma das maiores empresárias do setor da cosmética, cuja campanha publicitária de Glamour Luxuriante a levaria à conquista do título de Rainha Americana dos Cosméticos.

No Brasil, os cosméticos são controlados pela Câmara Técnica de Cosméticos da Agência Nacional de Vigilância Sanitária (CATEC/ANVISA) (BRASIL, 2017). A definição oficial de cosmético adotada pela Catec compreende todos os produtos de uso pessoal que sejam constituídos por substâncias naturais ou sintéticas para uso externo nas diversas partes do corpo, como a pele, o sistema capilar, as unhas, os lábios, os órgãos genitais externos, os dentes e as membranas mucosas da cavidade oral, com o objetivo exclusivo ou principal de limpá-los, perfumá-los, alterar sua aparência, protegê-los, mantê-los em bom estado e/ou corrigir odores corporais.

Os produtos desse setor são divididos entre quatro categorias e dois grupos de risco, de acordo as Resoluções 79/2000 e 335/1999 (BRASIL, 2000;1999).

Categorias:

- produtos para higiene;
- cosméticos;
- perfumes;
- produtos para bebês.

Grupos de risco: os critérios para tal classificação foram definidos com base na probabilidade de efeitos não desejados devido ao uso inadequado do produto, à sua formulação, à finalidade do uso, à áreas do corpo a que se destinam e aos cuidados a serem observados em sua utilização.

- Risco nível 1 – Risco mínimo: maquiagem (pó compacto, base líquida, sombra, rímel, delineador, batom em pasta e batom líquido), perfume, sabonete, xampú, creme de barbear, pasta dental, creme hidratante, gel para fixação dos cabelos, talco perfumado, sais de banho, etc.
- Risco nível 2 – Risco potencial: xampu anticaspa, desodorante e sabonete líquido íntimo feminino, desodorante de axilas, talco antisséptico, protetor labial e solar, creme depilador, repelente, tintura para cabelos, spray para fixação e modelador de penteados, clareador de pelos, enxaguante bucal, esmalte, óleo para massagens, etc. Todos os produtos para bebês, ainda que totalmente inócuos, são classificados como de risco nível 2, pois devem passar por processos mais rigorosos de inspeção antes da comercialização.

Exercícios

1. A estética é observada na história muito antes de ser conhecida como é hoje. Os povos primitivos de todos os lugares do mundo adornavam-se, maquiavam-se e usavam óleos e perfumes em ocasiões de celebração. Sobre a Antiguidade, podemos observar que:

a) na Grécia, a estética surgiu como uma matéria de filosofia, juntamente com a lógica e a ética, formando, assim, os conceito de bom e de belo aplicados aos valores morais da humanidade. A Grécia ficou famosa pelo culto à beleza.

b) no Egito, a estética surgiu como uma matéria de filosofia, juntamente com a lógica e a ética, formando assim os conceitos de bom e de belo aplicados aos valores morais da humanidade. O Egito ficou famoso pelo culto à beleza.

c) na Idade Média, período da história da Europa entre os séculos V e XV, que inicia com a Queda do Império Romano do Ocidente e termina durante a transição para a Idade Moderna, a igreja, acreditando que a vaidade era força maléfica, pois as mulheres estariam alterando a face dada por Deus, repreendia o culto à beleza do corpo. Esse foi o período do ápice da estética.

d) no século XIX, no período do movimento artístico e filosófico chamado Romantismo, as mulheres usavam perucas com cachos, pó de arroz e brilhos, e a produção de perfumes entrou em voga. A higiene corporal não era um hábito da população.

e) o primeiro Instituto de Beleza do mundo surge na Grécia, no ano de 1880, fundado por Madame Lucas, oferecendo além dos serviços cosméticos, uma grande diversidade de técnicas.

2. Em meados do século XIX, teve início a maquiagem moderna. Quais cosméticos tiveram destaque nesse período?
a) Batom e perfume.
b) Base e tônico.
c) Hidratante facial e base.
d) Batom e creme nutritivo.
e) Rímel e pó compacto.

3. Assiste-se ao culto da juventude, os fabricantes de cosméticos concentram sua atenção no mercado consumidor jovem. Inspiradas no visual do continente, as mulheres usavam batom rosa pálido ou branco e maquiagem carregada nos olhos. Os cosméticos de aplicação fácil e rápida, como o pó de arroz compacto e as bases em tubo, eram os favoritos. A qual década se atribui esse cenário?
a) Anos 1980.
b) Anos 1920.
c) Anos 1960.
d) Anos 1950.
e) Anos 1930.

4. A estética teve, desde sempre, um papel ligado à beleza, ao bem-estar, à sedução e à arte. É uma ciência que foi evoluindo ao longo das épocas, e, por isso, hoje temos vasto conhecimento na área da estética, com elaborados tratamentos, cosméticos e aparelhos. A primeira esteticista do Brasil foi:
a) Helena Rubinstein.
b) Anne Marie Klotz.
c) Coco Chanel.
d) Nivea Maria.
e) Ava Garder.

5. A cosmética é praticada desde a Antiguidade, sobretudo pelas mulheres. A cosmética, muitas vezes, utiliza a cirurgia estética para a eliminação artificial de imperfeições, deformações, cicatrizes e sinais de envelhecimento. Qual a definição de cosmético?
a) Cosmético é o nome dado aos ingredientes com que se procura conservar a beleza da pele e dos cabelos. São produtos destinados à estética corporal e que se utilizam para manter o aspecto exterior ou para tornar o corpo mais atraente e ocultar as suas imperfeições.
b) Qualquer produto que se destina a melhorar a aparência.
c) Cremes faciais, filtro solar e batom.
d) Produtos injetáveis que tratam rugas, como, por exemplo, a toxina botulínica.
e) Soluções químicas para modificar os aspectos inestéticos do rosto.

Referências

BRASIL. Agência Nacional de Vigilância Sanitária. Resolução nº 79, de 28 de agosto de 2000. *Diário Oficial da União,* Brasília, DF, ago. 2000.

BRASIL. Agência Nacional de Vigilância Sanitária. Resolução nº 335, de 22 de julho de 1999. *Diário Oficial da União,* Brasília, DF, jul. 1999.

BRASIL. *Cosméticos.* Brasília, DF: ANVISA, 2017. Disponível em: <http://portal.anvisa.gov.br/cosmeticos>. Acesso em: 24 nov. 2017.

CONHEÇA a história do protetor solar. *Beleza que faz sentido, 2015.* Disponível em: <http://belezaquefazsentido.com.br/conheca-a-historia-do-protetor-solar/>. Acesso em: 24 nov. 2017.

CRÈME SIMON. In: WIKIPEDIA. [2017]. Disponível em: <https://en.wikipedia.org/wiki/Cr%C3%A8me_Simon>. Acesso em: 27 nov. 2017.

Leituras recomendadas

BARATA, E. A .F. *A Cosmetologia*: princípios básicos. São Paulo: Tecnopress, 1995.

BRASIL. *Conceitos e definições.* Brasília, DF: ANVISA, 2017. Disponível em: <http://portal.anvisa.gov.br/conceitos-e-definicoes>. Acesso em: 24 nov. 2017.

COSTA, A. *Tratado Internacional de Cosmecêuticos.* Rio de Janeiro: Guanabara Koogan, 2012.

NAIANI, F. B. *Estética Facial:* conceitos e diagnósticos clínicos. Rio de Janeiro: Elsevier, 2014.

História, correntes e teorias estéticas

Objetivos de aprendizagem

Ao final deste capítulo, você deve apresentar os seguintes aprendizados:

- Descrever a história e os paradigmas da estética.
- Identificar as correntes que orientaram a estética em diferentes épocas.
- Apontar as tendências contemporâneas nas diferentes áreas da estética.

Introdução

A beleza está ligada ao conceito de belo aos olhos de alguém. Os conceitos de beleza são tão antigos quanto a própria humanidade; está presente na arte, na literatura e na história.

Nesse sentido, pode-se notar que ao longo da história o ser humano tem buscado se adequar aos padrões de beleza. Assim, a procura por procedimentos para rejuvenecer, modelar, embelezar é muito recorrente.

Neste capítulo, você vai estudar conceitos e reflexões sobre a história e os paradigmas da estética. Serão abordadas as diferentes correntes que orientaram a estética ao longo do tempo e as tendências contemporâneas de tratamentos e as novas tecnologias em equipamentos e cosméticos. Além disso, você irá ver as tendências de beleza socialmente aceitáveis, bem como cirurgias plásticas, técnicas estéticas, malhação ou dietas compulsivas.

História e paradigmas da estética

Para tratar da história e dos paradigmas da beleza através dos tempos, faz-se necessário conceituar a beleza. O conceito de beleza é variável de acordo com a cultura e a opinião pessoal (TRINDADE, 2010). Mas a beleza pode ser definida como "uma característica ou um conjunto de características que são agradáveis à vista e que são capazes de cativar o observador". Por outro lado, a palavra estética vem do grego *ainsthétiké, ainstásism, ainsthésia*, significando sensação ou percepção; daí também se originou a palavra anestesia, ou seja, sem sensação. Pode-se dizer que a estética está intimamente relacionada com o belo, que remete à beleza e também que diz respeito ao sentimento que alguma coisa bela desperta dentro de cada indivíduo (TRINDADE, 2010).

A estética teve desde sempre um papel muito importante na promoção da beleza, do bem-estar. Nascida na Grécia antiga como uma disciplina da filosofia, a estética estuda as formas de manifestação da beleza natural ou artística (SHMIDTT; OLIVEIRA; GALLAS, 2008). Seja na literatura ou na arte (Figura 1), a beleza foi sempre um tema muito abordado e cultuado de acordo com as normas de cada época. Por exemplo, no século XVI, o corpo considerado belo era um corpo com gordura e curvas vultuosas; as formas se tornaram então mais polpudas, e o contorno, mais consistente (SHMIDTT; OLIVEIRA; GALLAS, 2008).

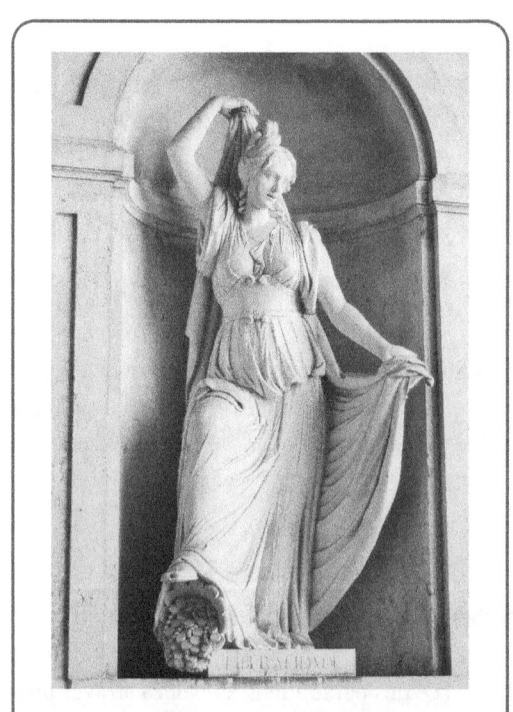

Figura 1. Representação grega da beleza feminina.
Fonte: Milana Tkachenko/shutterstook.com

A busca pelo embelezamento e pela conservação da juventude, com o desejo de parar o tempo e de atrasar o envelhecimento, é tão importante nos dias de hoje quanto foi nos séculos anteriores, em que os egípcios e romanos enalteciam a beleza (SHMIDTT; OLIVEIRA; GALLAS, 2008).

Uma revolução tem ocorrido na área da estética, especificamente no tratamento de distúrbios estéticos da pele. Isso se deve à disponibilidade de procedimentos e tecnologias que produzem benefícios evidentes com poucos efeitos colaterais. Esses procedimentos coincidem com o estilo de vida ativo de muitos pacientes, que buscam melhoras na aparência que não interfiram em suas obrigações profissionais, sociais ou pessoais (AVRAM et al., 2008).

Correntes que orientaram a estética em diferentes épocas

Desde a antiguidade, existem padrões de estética e ao longo das épocas, foram adaptando-se e tornando-se mais refinados. Um exemplo disso é a evolução da moda para a mulher grega que, primeiramente, usava palas, uma vestimenta simples com os braços despidos e com um cinto na cintura ou preso na altura do peito. Depois, ocorreu o acréscimo de uma barra bordada em algumas partes do pala, além de penteados elegantes, colares e bijuterias (TRINDADE, 2010). Como você pode perceber, a noção de estética foi evoluindo, sempre em busca de um equilíbrio entre vários elementos.

Nos séculos anteriores ao século XX, o asseio e os cuidados com a higiene não eram os mais adequados aos olhos de hoje em dia; eram realizados mais para a autopreservação do que para atração. Além disso, a cosmética nem sempre foi bem aceita, principalmente por questões religiosas (GERSON et al., 2011). Os africanos antigos também apresentavam esse comportamento de autopreservação, pintando-se de várias cores para camuflagem no ambiente quando fossem caçar. Durante o reinado de Elizabeth I, na Europa, homens e mulheres usavam pó facial feito de arsênico e chumbo, seguindo a tendência social da época (GERSON et al., 2011).

Somente a partir do século XVII, as loções e outros produtos cosméticos começaram a entrar mais no cotidiano, assim como outros adereços de estética, como as perucas, lenços e fitas (LOPES; CARVALHO, 2011).

Os primeiros testemunhos do uso de cosméticos foram encontrados no Egito Antigo. A maquiagem e as perucas eram usadas como forma de distinção social e proteção espiritual. A maquiagem dos olhos extremamente elaborada ajudava a proteger contra os raios solares e servia como repelente para insetos, e os óleos aromáticos ajudavam a prevenir contra as queimaduras do sol e os danos dos ventos de areia. Os olhos maquiados com formas amendoadas tornaram-se característica estética dos egípcios (Figura 2) (GERSON et al., 2011).

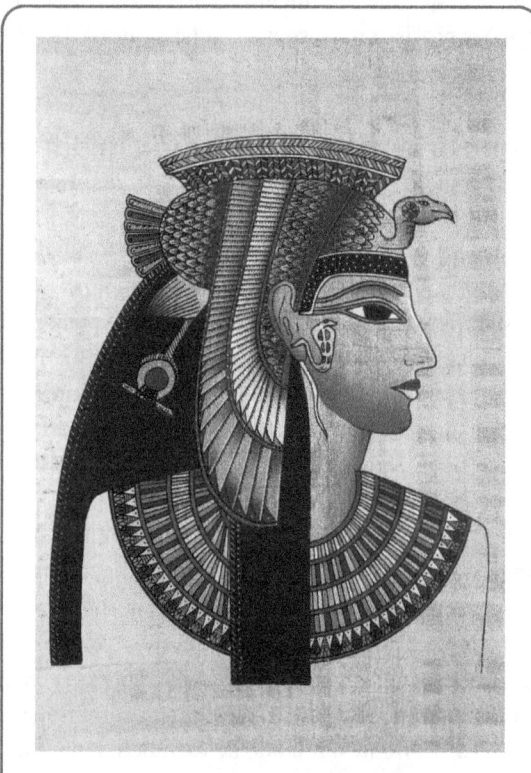

Figura 2. Maquiagem utilizada no Egito Antigo.
Fonte: Erhan Dayi/shutterstock.com

Um dos maiores símbolos da Cosmetologia para a área da ciência farmacêutica, voltada para a pesquisa, desenvolvimento, elaboração e produção de cosméticos, é Cleópatra (69 a.C.), a última rainha do Egito. Cleópatra ficou conhecida por ter sido culta (diz-se que tinha conhecimentos de filosofia, literatura e arte gregas), saber vários idiomas, ser uma hábil estrategista militar, mas também, e principalmente, pela vaidade. Há evidências de que a rainha tomava banhos de leite de cabra, usufruindo de suas propriedades cosméticas, como as proteínas e as vitaminas (BRENNER, 2011).

Os egípcios e os hebreus antigos já haviam elaborado inúmeras técnicas de asseio e de cuidados com a pele. Os cosméticos eram usados por esses povos na limpeza e conservação da pele, dos cabelos, dos dentes e nos cuidados com a saúde em geral. Por serem nômades, adotavam facilmente técnicas de outras culturas. Os produtos mais uteis para eles eram a mirra e a romã: a mirra era usada para repelir pulgas quando em pó, e sua tintura era usada na a higiene bucal; a romã era usada como antisséptico, além de ajudar a expelir vermes intestinais (GERSON, 2011).

Outro povo que nos deixou legados foram os gregos. As palavras do português "cosméticos" e "cosmetologia" vieram da palavra grega *kosmetikos*, que significa "hábil no uso da estética". A beleza, na Grécia Antiga, era estabelecida pela aparência do corpo nu. Os atletas gregos eram a personificação do equilíbrio entre a mente e o corpo. Costumavam banhar-se com azeite de oliva e polvilhar uma areia fina por cima, como forma de proteger a pele de altas temperaturas e prevenir o envelhecimento com a proteção contra o sol. Estavam sempre buscando formas de aprimorar seus cuidados com a saúde e aparência, e esse amor pela perfeição tornou-os pioneiros nas técnicas de asseio e cuidados com a pele (GERSON, 2011).

Os famosos banhos romanos (Figura 3) eram o local das reuniões sociais e discussões para os senadores e aristocratas da época. Há registros de que tenham abrigado também atos imorais, condenados pela religião.

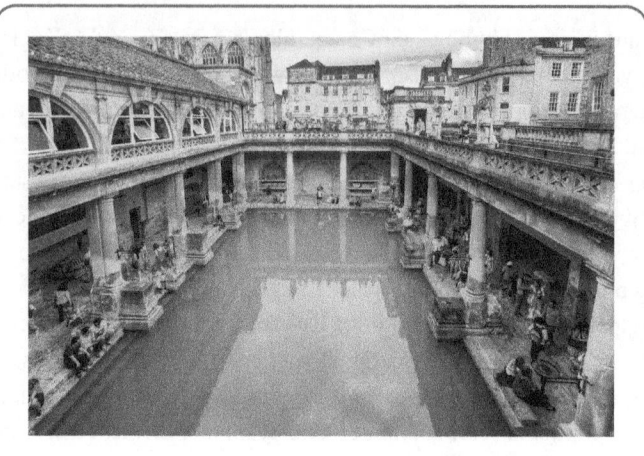

Figura 3. Banhos romanos visitados atualmente por turistas.
Fonte: Christian Mueller/shutterstock.com

Nessa época surgiu também a alquimia, uma ciência oculta em que se utilizavam fórmulas cosméticas (Figura 4) em atos de magia e ocultismo. Foi também nessa época que Ovídio escreveu seu livro voltado para a beleza da mulher, de título "Os produtos de beleza para o rosto da mulher", no qual ensina as mulheres a cuidarem de sua beleza usando receitas caseiras (GERSON, 2011).

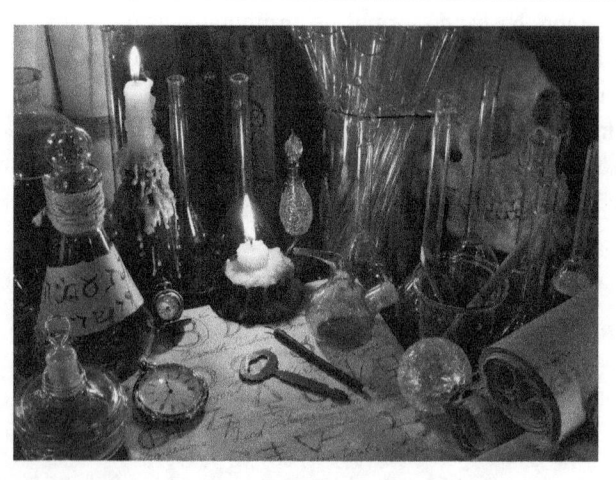

Figura 4. Representação de elementos utilizados na alquimia.
Fonte: Vera Petruk/shutterstock.com

O período da História europeia entre a Antiguidade clássica e o Renascimento é chamado de Idade Média. Teve início com o declínio de Roma no ano 476 d.C., durando até 1450, aproximadamente. Durante essa época, a igreja exercia uma função dominante na vida das pessoas. A cultura da beleza era pouco praticada, as mulheres usavam maquiagens coloridas nas bochechas e nos lábios, mas não nos olhos. O banho não era um ritual diário, mas os mais ricos usavam óleos perfumados (GERSON, 2011).

Na sequência da História da estética, surge o período em que a civilização ocidental fez a transição da história medieval para a moderna. Salienta-se, nesse período, o conceito de beleza a partir de duas tendências artísticas, cujas estéticas vão perdurar em estilos e movimentos até a atualidade: o Renascimento e o Barroco (TRINDADE, 2010).

Entre as décadas de 1830 e 1850, o movimento do Romantismo torna-se um marco e muda o paradigma da conceituação de beleza na arte, influenciando o belo como uma nova forma de ser, pensar e agir, de maneira geral, na moda, na higiene e, inclusive, na decoração de interiores (TRINDADE, 2010).

Fique atento

Para entender a história da beleza, é importante refletir sobre o pensamento de diversas culturas, em diferentes épocas. Boa parte das terapias para a pele e o corpo que usamos hoje têm raíz nas práticas e experimentos de civilizações antigas para eliminar doenças e ter vidas mais longas e saudáveis (TRINDADE, 2010).

Os métodos simples, porém efetivos, aplicados na História Antiga eram praticados com utensílios feitos com pedaços de madeira, conchas ou ossos afiados. Tendões de animais ou tiras de couro serviam para amarrar cabelos ou eram usados como enfeites. Os antigos já usavam cores diferentes nos cabelos, na pele e nas unhas, e as tatuagens, tão em moda nos dias atuais, também já eram praticadas. Os pigmentos eram feitos à base de kajal, frutas, cascas de árvores, insetos, minerais, frutas secas, folhas, ervas e outros componentes. Muitos desses corantes são usados até hoje, e maquiagens feitas à base de minerais são muito buscadas por serem mais saudáveis (GERSON et al., 2011).

Tendências contemporâneas nas diferentes áreas da estética

O asseio pessoal e o estilo estético transformaram-se muito ao longo da História, refletindo as tradições e costumes de períodos específicos. O embelezamento e os adornos, aos poucos se afastaram do âmbito espiritual e medicinal e gradualmente começaram a representar a cultura popular de cada época (GERSON, 2011).

Após a Segunda Guerra, com a emancipação da mulher e sua inserção no mercado de trabalho, passou-se a exigir dela "boa aparência". A moda, a publicidade e a grande mídia passaram a influenciar a busca por um padrão de beleza mais longilíneo. Os índices de obesidade cresceram no mundo inteiro, ao mesmo tempo em que crescia a busca pelo corpo ideal (SHMIDTT; OLIVEIRA; GALLAS, 2008).

Fala-se muito da tirania estética do consumo, do privilégio de poucos que passa a ser a necessidade de muitos. Não é a necessidade de uma beleza qualquer, mas de uma beleza construída segundo padrões ditados pelo próprio mercado, que define o corpo da moda (SCHOSSLER, 2011, documento *on-line*).

Novas tecnologias, novos produtos, novas técnicas levam à modificação e ao controle corporal. Essas incluem desde as oferecidas por academias de ginástica, salões de beleza e clínicas estéticas, até procedimentos mais radicais, como as cirurgias plásticas (NOVAES, 2006).

A imagem está cada vez mais implicada na construção da identidade das pessoas. A cultura contemporânea enfatiza a beleza e a estética e encoraja as cirurgias. Os padrões de beleza socialmente impostos estão levando as pessoas a práticas estéticas desordenadas, na tentativa de alcançar tais padrões de beleza (LENHARO, 2016).

Há algum tempo, a estética, assim como a medicina estética e a cosmética, tem acompanhado a evolução das novas tecnologias, levando homens e mulheres a buscarem resultados excelentes no rejuvenescimento. Dessa forma, a indústria de cosméticos também está em constante desenvolvimento. Hoje estão disponíveis equipamentos que, associados a princípios ativos, trabalham a remodelação corporal e tratam outras disfunções estéticas, tanto faciais como também capilares (BORGES, 2010).

Saiba mais

A área da estética cresceu em todos os sentidos, e, segundo dados da Sociedade Internacional de Cirurgia Plástica e Estética (ISAPS), em 2015, o Brasil registrou 1.224.300 de cirurgias, ficando atrás dos Estados Unidos. Esses valores apresentam uma queda de 120 mil cirurgias em relação a 2014. A criação do SPA médico revolucionou a indústria dos cuidados com a pele, assumindo uma posição central na facilitação e no suporte do fenômeno da cirurgia plástica. O Brasil ocupa a terceira posição no mercado de uso de cosméticos no mundo (LENHARO, 2016; GERSON, 2011).

Link

Neste link, você encontra uma leitura a respeito do Mercado da beleza e suas consequências (SHMIDTT; OLIVEIRA; GALLAS, 2008)

https://goo.gl/jPHBDE

Exemplo

O padrão de beleza no Brasil sempre foi voltado para os ideais europeus. Apenas muito mais tarde é que prevaleceu o padrão norte-americano.

Na era colonial, as referências europeias demoravam a chegar aqui, quando chegavam. No século XIX, os dois ou três produtos de beleza disponíveis só eram usados nas festas. A beleza estava nas roupas, no porte, na postura (Figura 5). Confundia-se com a distinção social da elegância, estava circunscrita aos acessórios. Em relação ao corpo, o máximo de vaidade que uma mulher podia aspirar era a cintura fina, acentuada com cintas e espartilhos.

Com o tempo, passou-se a sentir o peso da obrigação. O dever de ser belo é considerado absolutamente natural. Quando dizemos "belo", é necessário fazer a ressalva de que não há um padrão único, há vários; mas a ideia predominante é que você tem obrigatoriamente que cuidar do corpo e da aparência. Não é comum ouvir uma mulher dizer: "Não quero mais saber, eu assumo minha velhice". Pode até haver uma ou outra que pense assim, mas é raro, principalmente no Brasil, que é muito mais exigente com a estética do que a Europa, por exemplo (BERNUZZI, 2014).

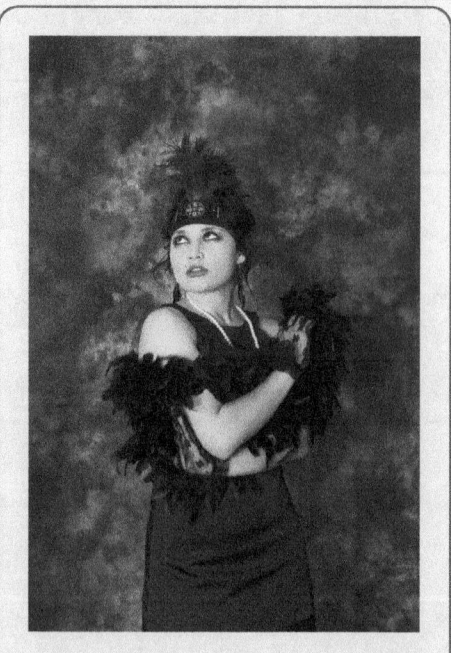

Figura 5. Mulher com vestimentas e postura elegante dos anos 30.
Fonte: Gregory Gerber/shutterstock.com

Exercícios

1. A estética teve sempre um papel muito importante com relação à beleza, ao bem-estar, à sedução e à arte. Foi representada de diversas formas e conceitos por vários povos da antiguidade. Um desses povos foi o que primeiro conceituou estética. Assinale a afirmativa correta.
   a) Os egípcios foram os primeiros a cultivar a beleza, e, de forma extravagante, usavam cosméticos para cerimônias religiosas e para preparar seus mortos.
   b) Os gregos conceituaram estética através das palavras cosméticos e cosmetologia, que vieram de *kosmetikos*, "hábil no uso da estética".
   c) A Grécia antiga conceituou a estética adotando-a como uma disciplina da filosofia que estuda as formas de manifestação da beleza.
   d) Desde a Antiguidade, os africanos criavam remédios e tratamentos de beleza com materiais encontrados no ambiente natural, iniciando assim os cuidados estéticos.
   e) Os romanos antigos iniciaram os procedimentos estéticos com as casas de banho e, logo após, aplicavam óleos na pele para mantê-la saudável e atraente.

2. Na Antiguidade, o asseio e os cuidados com a higiene não eram os mais adequados aos olhos de hoje em dia, sendo realizados mais para a autopreservação do que com fins atrativos, assim como a cosmética nem sempre foi bem aceita, muito por questões religiosas. A partir deste enunciado, assinale a afirmativa correta.
   a) A mulher grega era considerada o símbolo da Cosmetologia, área da ciência farmacêutica voltada para a pesquisa e desenvolvimento de produtos.
   b) A partir do século XX, as loções e outros produtos cosméticos começaram a entrar mais no cotidiano, assim como outros adereços de estética.
   c) Os famosos banhos turcos eram o centro de reuniões sociais e discussões para os senadores e aristocratas da época.
   d) Os gregos sempre estavam buscando formas de melhorar sua saúde e aparência, e esse amor pela perfeição tornou esse povo pioneiro em técnicas de asseio e cuidados com a pele.
   e) Na Idade Média, o banho era um ritual diário, após o qual os mais ricos usavam óleos perfumados.

3. Dentre os paradigmas antigos que permearam a evolução da estética, assinale a afirmação que apresenta os paradigmas mais semelhantes com os da época atual.
   a) Na Idade Média a cultura da beleza era muito praticada, as

mulheres usavam maquiagens coloridas nas bochechas e nos lábios, mas não nos olhos.
- **b)** Cleópatra tomava demorados banhos de leite de cabra, usufruindo de suas várias propriedades, como as proteínas e as vitaminas.
- **c)** Um exemplo desse comportamento são os africanos antigos, que se pintavam de várias cores para camuflagem no ambiente quando fossem caçar.
- **d)** Os antigos usavam cores nos cabelos, na pele e nas unhas e já usavam tatuagens, e, entre outros pigmentos, usavam o kajal para as maquiagens.
- **e)** Os egípcios e os antigos hebreus tinham inúmeras técnicas de asseio e cuidados com a pele, mas os cosméticos só eram usados para a saúde em geral.

4. Na Grécia Antiga, a beleza era determinada pela boa aparência do corpo nu. Os atletas gregos eram a definição do equilíbrio entre a mente e o corpo. Já em outras civilizações, a valorização estética era outra. Assinale a afirmativa que refere outros costumes próprios do povo da Grécia.
- **a)** Costumavam se banhar com azeite de oliva e polvilhar uma areia fina por cima para proteger a pele de altas temperaturas e prevenir o envelhecimento com a proteção contra o sol.
- **b)** A arte influenciava o belo, como uma nova forma de ser, pensar e agir de forma geral, na moda, higiene e, inclusive, na decoração de interiores.
- **c)** A igreja exercia uma função dominante na vida das pessoas. A cultura da beleza era pouco praticada, as mulheres usavam maquiagens coloridas nas bochechas e nos lábios, mas não nos olhos.
- **d)** Nessa civilização surgiu a alquimia, uma ciência oculta em que se utilizavam fórmulas cosméticas.
- **e)** Na mesma época as formas se tornam mais polpudas com contornos mais consistentes.

5. No mundo contemporâneo, a boa aparência é influenciada pela moda, pela publicidade e pela mídia. Passou-se a buscar um padrão:
- **a)** construído segundo padrões ditados pela sociedade.
- **b)** igual ao oferecido pelas academias de ginástica.
- **c)** oferecido pelas cirurgias plásticas.
- **d)** no âmbito espiritual e medicinal.
- **e)** de construção da identidade do indivíduo.

Referências

AVRAM, M. R. et al. *Atlas colorido de dermatologia estética*. Rio de Janeiro: McGraw-Hill, 2008.

BERNUZZI, D. Como a beleza no Brasil, virou religião e o corpo, uma obsessão. Entrevista por Nirlando Beirão. *Carta Capital*, São Paulo, 2014. Disponível em: <https://www.cartacapital.com.br/revista/827/liberdade-sobre-o-proprio-corpo-veio-com-o-dever-de-ser-belo-305.html>. Acesso em: 06 nov. 2017.

BORGES, F. S. Dermato-funcional: modalidades terapêuticas nas disfunções estéticas. 2. ed. São Paulo: Phorte, 2010.

BRENNER, E. Cosmetologia: Beleza e Saúde. *Pharmacia Brasileira*, Brasília, DF, n. 82, p. 17, jun.-ago, 2011. Disponível em: <http://www.cff.org.br/sistemas/geral/revista/pdf/132/017a027_cosmetologia.pdf>. Acesso em: 06 nov. 2017.

LENHARO, M. Cai número de plásticas no Brasil, mas país ainda é 2º no ranking, diz estudo. *Bem Estar*, Rio de Janeiro, 2016. Disponível em: <http://g1.globo.com/bemestar/noticia/2016/08/cai-numero-de-plasticas-no-brasil-mas-pais-ainda-e-2-no-ranking-diz-estudo.html>. Acesso em: 05 nov. 2017.

LOPES, B. S. C.; CARVALHO, A. A. A evolução da estética através dos tempos. *Revista de Iniciação Científica da Universidade Vale do Rio Verde*, Betim, v. 1, n. 2, 2011.

NOVAES, J. V. *O intolerável peso da feiura*: sobre as mulheres e seus corpos. Rio de Janeiro: PUC-Rio/Garamond, 2006.

SCHOSSLER, J. C.; CORREA, S.M.S. *Dos cuidados com o corpo Dos cuidados com o corpo feminino em reclames na feminino em reclames na feminino em reclames na Revista do Globo do Globo da década de 1930 da década de 1930*. Estudos Feministas, Florianópolis, v.19, n.1, p.53-72, jan./abr. 2011. Disponível em: <http://www.scielo.br/pdf/ref/v19n1/a05v19n1.pdf>. Acesso em: 27 nov. 2017.

SHMIDTT, A.; OLIVEIRA, C.; GALLAS, J. C. *O mercado da beleza e suas consequências*. Balneário Camburiú: UNIVALI, 2008. Disponível em: <http://siaibib01.univali.br/pdf/Alexandra%20Shmidtt%20e%20Claudete%20Oliveira.pdf>. Acesso em: 24 nov. 2017.

STUDIO W. São Paulo, 2013. Disponível em: <http://www.studiow.com.br/2015/>. Acesso em: 24 nov. 2017.

TRINDADE, J. R. *Estudo da beleza através dos tempos*. Canoas: Ulbra, 2010.

Leitura recomendada

WOLFF, K.; JOHNSON, R. A.; SAAVEDRA, A. P. *Dermatologia de Fitzpatrick:* atlas e texto. 7. ed. Rio de Janeiro: McGraw-Hill Interamericana do Brasil, 2015.

Padrões de beleza

Objetivos de aprendizagem

Ao final deste texto, você deve apresentar os seguintes aprendizados:

- Reconhecer os padrões de beleza predominantes na Antiguidade.
- Identificar a evolução dos padrões de beleza até os dias atuais.
- Averiguar a influência da mídia nos padrões de beleza.

Introdução

Assim como a moda, os conceitos de beleza mudam muito. Dessa forma, os aspectos físicos que são considerados como padrão de beleza podem variar, principalmente ao longo do tempo. Neste texto, você vai compreender como a beleza se relaciona com a cultura e com a evolução da sociedade. Além disso, vai estudar os principais padrões de beleza que marcaram a história da humanidade desde a Pré-história até o século XXI.

Padrões de beleza na Antiguidade

Como você deve imaginar, falar sobre a beleza é discorrer sobre padrões estéticos que são sempre culturais. Portanto, eles mudam ao longo do tempo e conforme as sociedades. Estudos enfatizam que quase todas as culturas têm padrões específicos relativos ao que é atrativo ou desejável. Assim, o que é belo para um povo pode não receber a mesma qualificação em outra sociedade. O padrão de beleza é algo construído culturalmente. A cada época, a cada local, o corpo é visto e reconstruído das mais variadas formas.

A moda engloba os mais diversos aspectos de uma cultura, como os objetos de decoração, a língua, o agir, as obras culturais e seus autores, as ideias e os gostos. Além disso, a moda é passageira, ou seja, muda muito, da mesma forma que os conceitos relacionados à beleza. Portanto, os padrões de beleza atuais são muito diferentes daqueles do passado.

A seguir, você vai conhecer alguns padrões que já foram considerados atraentes ao longo dos séculos.

Da Pré-história ao século XVIII

Existem muitos relatos de que os povos primitivos usavam substâncias para maquiagem e embelezamento, demonstrando preocupação com a aparência. Rostos e corpos eram pintados e tatuados para agradar aos deuses e afugentar os maus espíritos. Durante a Pré-história, o corpo era considerado a arma de sobrevivência dos indivíduos, tanto para a caça quanto para a fuga dos predadores. Criou-se uma hierarquia, e os homens estavam no topo. Eles utilizavam elementos como as garras e os dentes de animais para se diferenciarem dos demais. Enquanto isso, a obesidade representava o ideal estético perfeito para as mulheres. Nesse caso, ela era associada à fertilidade e à disponibilidade de recursos.

Os egípcios foram os primeiros a cultivar a beleza de uma forma extravagante. Eles usavam os cosméticos como parte de seus hábitos de embelezamento pessoal, para cerimônias religiosas e ao preparar os mortos para o enterro. O ideal de beleza dos antigos egípcios era um corpo esbelto, sinal de juventude, e traços finos. Você pode observar essas características na rainha Nefertiti, na Figura 1. Seu rosto indica beleza, poder e dom divino. Os olhos tinham o maior destaque: eram delineados e aumentados com *kohl* (carvão); as pálpebras recebiam toques de índigo e sobre elas se esfumava uma sombra em pó, colorida, feita de malaquita moída (pedra) (SUENAGA et al., 2012).

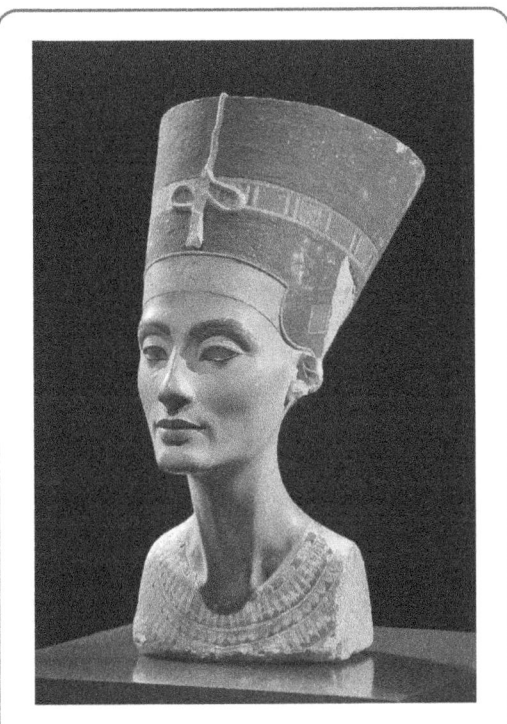

Figura 1. A rainha Nefertiti representa o ideal de beleza egípcio.
Fonte: Pikart (2009).

Para os gregos antigos, a beleza não estava no corpo feminino. A beleza era qualidade do corpo masculino, mais especialmente do homem rico, másculo e grego. Afinal, naquela sociedade, somente o homem tinha direito à cidadania, isto é, à vida política. E isso fazia parte da atribuição do belo. A beleza grega exaltava o corpo masculino, que era exposto nu nos ginásios. A educação física era considerada um pilar da formação dos homens, que desde criança frequentavam os *gymnasiums*, complexos esportivos que também eram centros de formação intelectual. Os atletas se exercitavam sem roupa. A mulher, na Grécia Antiga, não tinha direitos políticos e vivia confinada ao espaço da casa. Não lhe era permitida a nudez e ela cobria o corpo com uma túnica até os joelhos quando estava em casa, e até os tornozelos para sair à rua (CORPO, 2014).

Nas artes, o corpo feminino belo era representado de forma semelhante ao padrão masculino, com poucas curvas, braços e pernas fortes, rosto sereno ou mesmo inexpressivo. A maquiagem era usada, mas não tanto quanto no Egito. A preocupação maior era com a saúde e a beleza do corpo.

O mundo romano não mudou a estética centrada no masculino. Para sair, as romanas usavam a *palla*, uma espécie de xale comprido que podia cobrir a cabeça. A discrição era a norma: mulheres que exagerassem na maquiagem eram vistas com adúlteras ou prostitutas. O padrão estético grego foi mantido pelas romanas: pele branca que era ressaltada com pó de giz e fezes de crocodilo moídas passadas no rosto. As plebeias disfarçavam as sardas e manchas do sol com cinzas de caramujo (SUENAGA et al., 2012).

Saiba mais

Cleópatra difundiu entre as romanas alguns hábitos de embelezamento, como o banho de leite de jumenta para deixar a pele macia e lisa. Ela usava argilas, óleos aromáticos e banhos de leite de cabra e jumenta, acreditando que a beleza era importante para a imortalidade.

As romanas ricas usavam muitas joias: anéis, braceletes, brincos, colares, diademas. No início do império, homens e mulheres começaram a abusar das cabeleiras postiças, principalmente das louras com cabelos provenientes da Germânia (Alemanha). No século I d.C., eram moda os penteados femininos altos, com uma profusão de caracóis. Além disso, os romanos antigos eram famosos pelas casas de banho, que eram construções magníficas onde existiam tratamentos com vapor, massagens e outras terapias.

Os antigos hebreus usavam azeite de oliva e óleo de semente de uva para hidratar e proteger a pele. Na China, pés pequenos eram considerados muito atraentes e quem os ostentasse teria mais chances de conseguir um bom casamento. Assim, surgiu o hábito grotesco de amarrar os pés de meninas a partir dos quatro anos de idade para que eles não crescessem propriamente. O pé pequeno era considerado gracioso, feminino e belo para as antigas sociedades chinesas. Foi só no início do século passado que deixou de ser um padrão de beleza comum naquela sociedade. A partir dessa visão de beleza e feminilidade dos pés pequenos, se abriu espaço para se empregar o rótulo de "sapatão" àquela mulher que não seguia essa regra. Afinal, já que a mulher de pé pequeno era bela e sensual, ao contrário, a mulher de pé grande era a masculinizada e feia; consequentemente, desinteressante para os homens daquele tempo e espaço (SUENAGA et al., 2012).

> **Saiba mais**
>
> As gueixas removiam os pelos do corpo com uma técnica semelhante à depilação com linha que é utilizada atualmente.

Na Idade Média, a Igreja condenou a vaidade e passou a considerá-la um "abominável hábito pagão". Qualquer preocupação estética era vista como afronta às leis divinas. Foram abandonados os cuidados de higiene herdados dos gregos e romanos: os banhos e as massagens com óleos perfumados. As mulheres cobriam o corpo com longas vestimentas e escondiam os cabelos em toucas justas. Assim, a pesada veste não deixava serem percebidos os contornos de seios e quadris (SIQUEIRA; FARIA, 2007).

O Renascimento resgatou valores humanistas e artísticos, bem como o apreço pelos padrões de beleza da Antiguidade. As mulheres exibiam longos cabelos, formas roliças e voluptuosas e até uma barriguinha pronunciada. No período renascentista, o corpo estava diretamente ligado ao dinheiro. As mulheres ricas tinham acesso a uma farta alimentação, por isso eram mais cheinhas e, consequentemente, admiradas (WEIGL, 2017, documento *on-line*).

No século XIV, durante o período renascentista na Itália, além das grandes descobertas artísticas, científicas e políticas, surgiu a moda da testa grande. Muitas mulheres arrancavam os cabelos da testa ou usavam uma solução química perigosa para remover os fios e obter uma testa maior.

Nos séculos XIV e XV, mulheres gordinhas eram consideradas belas. Uma mulher mais "cheinha" e com algumas dobrinhas na região lateral da cintura era considerada sensual. Essa aparência, para muitos, demonstrava que a família da referida mulher era rica. No entanto, a partir daí o padrão de magreza foi tomando conta aos poucos, sendo representado hoje em grande parte pelas modelos famosas (SUENAGA et al., 2012).

Saiba mais

Na Inglaterra do século XVIII, surgiu o que poderia ser a dieta mais maluca que já existiu, a dieta da tênia. Para emagrecer, as mulheres ingeriam os vermes vivos, os quais passavam a viver em seus estômagos, aproveitando as calorias ingeridas. Quando os vermes cresciam além da conta, precisavam ser removidos do estômago. Além disso, o empoamento (pó de arroz) deixava rostos e cabelos inteiramente brancos; as perucas atingiam a altura de 50 cm; os decotes chegavam até os mamilos e o colo era aspergido com vinho tinto para que ficasse mais rosado (ESTER, 2012).

Durante o século XVI, a moda na Europa era ter curvas acentuadas e uma cintura desproporcionalmente fina. Para tal fim, as mulheres usavam espartilhos e corpetes por baixo dos vestidos, os quais eram tão apertados que causavam desmaios frequentes devido à falta de oxigênio, havendo até relatos de fratura de costelas. O espartilho, surgido por volta do século XVI, na Inglaterra, tornou-se peça indispensável do vestuário feminino no século XIX (Figura 2). Era usado tanto por burguesas ricas e aristocratas quanto por mulheres operárias. Sua função era levantar os seios, melhorar a postura e, o principal, afinar a cintura, dando ao corpo feminino a forma de ampulheta ou de "X". Era um corpo partido ao meio.

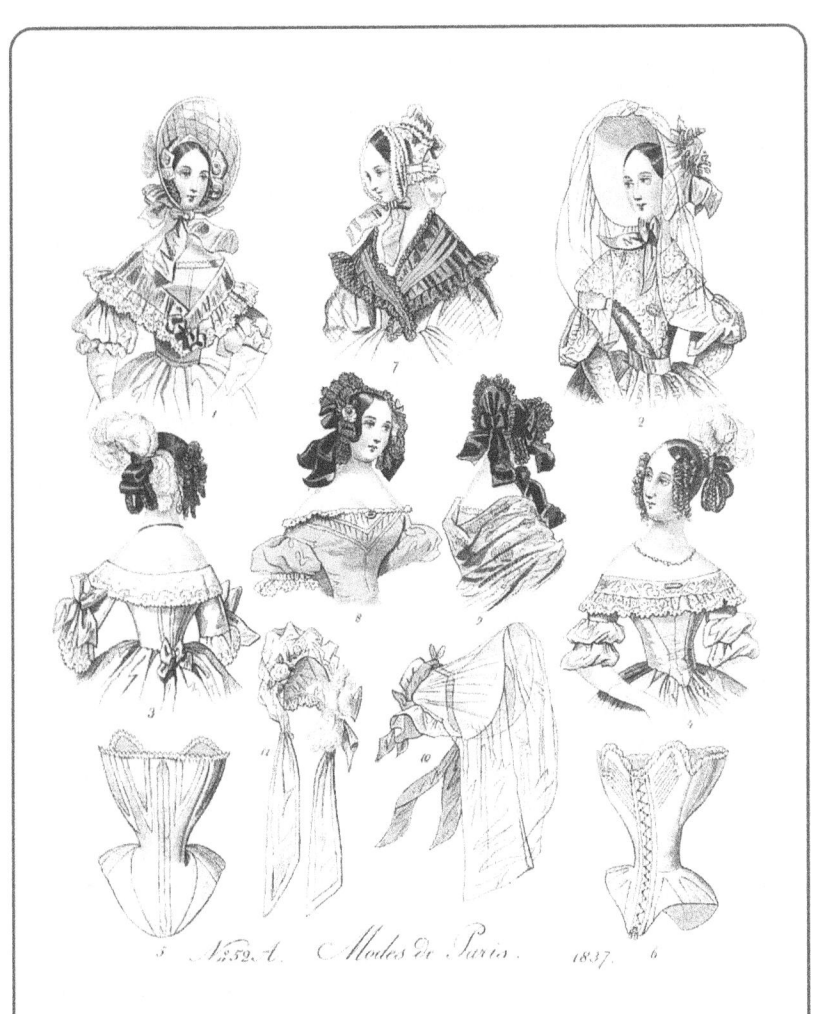

Figura 2. O espartilho era uma das peças-chave para as mulheres europeias do século XIX.
Fonte: Wiadomośc (1837).

Saiba mais

No passado, a pele branca era considerada símbolo de beleza. Desde o século VI até o século XVIII, as mulheres mais pálidas eram vistas como as mais belas.

Evolução dos padrões de beleza até a contemporaneidade

Nas primeiras décadas do século XIX, reside o marco temporal da mudança na visão estética sobre o corpo. Nesse período, os olhos se fecham para a obesidade e miram em direção à magreza. O elegante é visto nos pequenos detalhes, e não no exagero. Roupas mais fechadas, decotes discretos, espartilhos, saias enormes e pouca maquiagem caracterizaram essa época dos cavalheiros e das damas (SHMMIDT; OLIVEIRA; GALLAS, 2009).

Foi no século XX que a mulher passou a explorar mais seu próprio corpo. Em 1920, as transformações culturais deram origem à emancipação feminina. Não se usava mais espartilho, e sim sutiã. Coco Chanel introduziu saias na altura dos joelhos. Além disso, as roupas eram mais soltas (sem marcar a cintura), o que deu liberdade de expressão para as mulheres.

Entre os anos 1920 e 1930, as mulheres, incorporadas ao mercado de trabalho, adotaram um visual andrógino, com cabelos curtos e seios e quadris disfarçados em vestidos retos. A mulher começava a ter mais liberdade. Assim, os comprimentos subiram, chegando à altura dos joelhos – era a primeira vez na história ocidental que as pernas femininas podiam ser vistas em público. A maquiagem era forte: os lábios vermelhos, pintados em formato de coração ou arco de cupido; os olhos bem marcados; as sobrancelhas depiladas e marcadas a lápis. Os cabelos eram curtos (Chanel), tinham franja e corte reto na altura das orelhas. Nos anos 1930, as saias ficaram longas e os cabelos começaram a crescer. A moda dessa década descobriu o esporte, a vida ao ar livre e os banhos de sol. Nesse período, a mulher devia ser magra, bronzeada e esportiva (ESTER, 2017).

Nos anos 1940 e 1950, os astros de Hollywood foram as grandes referências de beleza e forma física sexy, voluptuosa, com quadris largos e seios fartos acentuados pelos sutiãs com enchimento. Aliás, seios fartos, cintura fina e quadris avantajados configuram a silhueta da mulher-violão. Os sapatos eram de salto alto, e ainda eram usadas luvas e outros acessórios, como peles e joias. Era também o auge das tintas para cabelos. Os penteados podiam ser coques ou rabos-de-cavalo. O corpo da mulher se tornou mais feminino e curvilíneo, valorizando quadris e seios. O cinema europeu é pródigo em exportar divas nesse padrão, como a francesa Brigitte Bardot, nos anos 1960. Em contraste, o visual unissex tomou conta das revistas de moda. Calça jeans, sapatos baixos, cabelos compridos para homens, enfim: comportamento e vestimenta comuns a ambos os sexos. O movimento hippie deu destaque a corpos sem curvas e seios pequenos. A magreza era um ideal, mesmo que apagando um pouco a imagem característica da mulher. A maquiagem era basicamente nos olhos. Batom e esmalte eram bem claros, em geral branco-leite, e os olhos seguiam padrões de tonalidades do rosado ao verde-água, com cílios enormes, negros e bem "postiços". Os cabelos eram armados, cheios de laquê, e as perucas estavam na moda (SIQUEIRA; FARIA, 2007).

Já nos anos 1980 e 1990, o padrão de beleza se tornou algo completamente diferente. Os corpos mais musculosos, a ideia de libertação da mulher e a sua vontade de estar no mesmo patamar dos homens marcaram a época. É inaugurada a era das tops models, na qual surge uma beleza totalmente diferente da dos moldes anteriores. Assim, desperta a beleza baseada nos padrões de magreza impostos pela indústria da moda a fim de atender às necessidades do mundo *fashion* dos negócios. Altas, magras e curvilíneas sem exageros, as top models dominaram passarelas, capas de revistas e campanhas de grandes marcas, a ponto de seus anos de glória terem sido batizados de *A Era das Supermodelos*. A maquiagem incluía batons de cores vivas, como o pink e o vermelho. Os olhos também eram bem pintados, com sombras fortes. Os cílios, por sua vez, eram alongados com máscaras coloridas (verde e azul). Já os cabelos levavam gel para o look molhado e mousse para criar volume, ao lado das permanentes e dos topetes altos. Nos anos 2000, o corpo magro continuou em evidência, mas, agora, com curvas mais generosas. Um ótimo exemplo desse novo conceito de beleza é Gisele Bündchen (CORPO, 2014)

A partir daí, a ciência renovou a estética, as pesquisam se multiplicaram e a revolução da cosmetologia alavancou a descoberta de novos produtos. Assim, a maquiagem se torna fundamental no uso cotidiano.

Como consequência desse novo padrão de beleza, uma ânsia pelo corpo perfeito tem levado muitas mulheres a tomar atitudes de autodestruição. Além das cirurgias plásticas realizadas sem qualquer motivo óbvio, meninas estão desenvolvendo cada vez mais cedo doenças como anorexia e bulimia. A anoréxica apresenta sintomas como um peso corporal abaixo dos níveis considerados normais para um bom funcionamento do organismo, bem como uma visão distorcida do seu próprio corpo. Ou seja, ela sempre se sentirá gorda, mesmo estando extremamente magra. Há também outras patologias que surgem a partir dessa cultura do corpo magro, tais como a bulimia. Ela é um transtorno alimentar caracterizado pela ingestão de alimentos calóricos seguida de métodos compensatórios, tais como indução de vômito, prática exagerada de exercícios físicos, entre outras. Todas essas patologias advêm dos excessos na busca pelo corpo prefeito (OLIVEIRA; HUTZ, 2010; FREITAS et al., 2010).

A influência da mídia nos padrões de beleza atuais

Nos dias de hoje, a mídia é que impõe os padrões de beleza que despertam sentimentos intensos e inspiram ações também intensas. As exigências relacionadas a esses padrões acabam muitas vezes deixando as pessoas frustradas e até mesmo infelizes. Atualmente, a vida saudável, associada a exercícios, está muito em alta. Por isso, um padrão de beleza específico está praticamente dominando: corpos malhados, seio e bumbum fartos, coxas grossas e torneadas.

Mídia, passarelas, publicidade, novelas e academias decretam, incentivadas pela indústria da beleza, que o sucesso é a magreza. Assim, o padrão apresentado é difícil de conseguir para a maioria das mulheres. Além disso, como você sabe, a beleza está correlacionada com a idade. Portanto, os instrumentos para recuperação da beleza e da juventude estão cada dia mais evoluídos, tanto os cosméticos quanto os procedimentos estéticos e cirúrgicos. Essas relações entre boa forma e beleza e classe social e status se tornam mais evidentes com o crescimento da indústria da beleza e da sociedade capitalista/consumista. Nesse universo, não são apenas os cosméticos e as cirurgias, mas também as dietas e os exercícios que adquirem valor simbólico de prestígio. Então, tendo em vista a atual cultura relacionada aos cuidados com o corpo, você certamente pode perceber que a sociedade contemporânea cultua como belo um corpo que é magro, tem a musculatura visível, é jovem e saudável. Esse padrão é almejado tanto por homens como por mulheres, muitos dos quais tornam a busca por ele um ideal de vida (SHMIDTT; OLIVEIRA; GALLAS, 2009).

A mulher contemporânea busca salientar, por meio do seu corpo, valores relativos à beleza, à saúde, à higiene, ao lazer, à alimentação e às atividades físicas. Esses valores orientam um apanhado de comportamentos que, por sua vez, se conectam a um estilo de vida. O corpo feminino padrão aparece com músculos mais exagerados, siliconado, com pele bronzeada e cabelos lisos e loiros, como você pode ver na Figura 3. Esse padrão perdura até os dias atuais. A mulher ideal está muito mais forte e atlética, tem o abdômen definido e o quadríceps delineado.

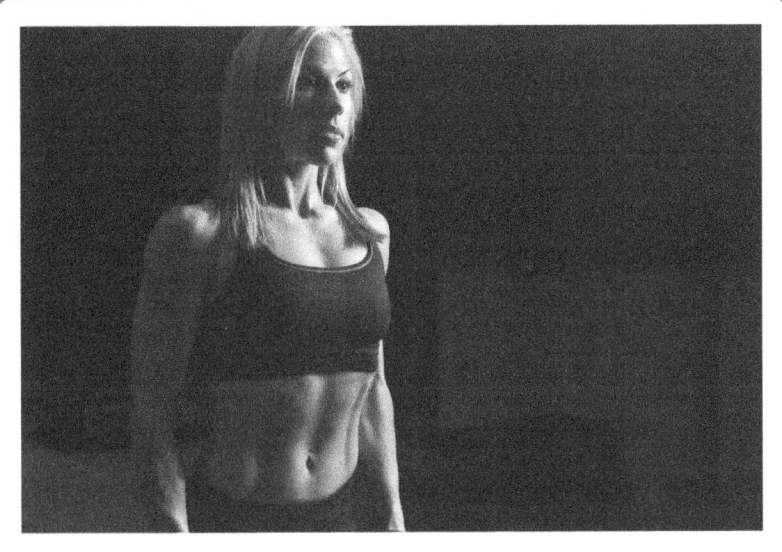

Figura 3. O padrão de beleza contemporâneo inclui corpo bem definido e bronzeado.
Fonte: Pexels (2012).

Fique atento

A busca desenfreada pela apropriação dos padrões de beleza pode ser perigosa. Os excessos podem culminar em alguns distúrbios comportamentais ou até mesmo em sérias patologias.

Exercícios

1. Os padrões de beleza não são eternos e imutáveis. Eles mudam com o tempo. Os egípcios foram os primeiros a cultivar a beleza de uma forma extravagante. Seus ideais de beleza eram um corpo esbelto, sinais de juventude e traços finos. Para isso, as mulheres se inspiravam em uma rainha da época chamada:
a) Anastásia.
b) Nefertiti.
c) Charlotte.
d) Afrodite.
e) Artemís.

2. A palavra padrão é empregada para designar uma regra ou um modelo de algo. A beleza também tem seus critérios e regras. Do ponto de vista histórico, o padrão de beleza nunca deixou de evoluir. Sendo assim, assinale a alternativa correta quanto ao padrão de beleza na época do Renascimento.
a) As mulheres cobriam o corpo com longas vestimentas e escondiam os cabelos em toucas justas.
b) As mulheres usavam cabeleiras postiças, principalmente louras, com cabelos provenientes da Germânia.
c) As mulheres usavam decotes que chegavam até os mamilos, e o colo era aspergido com vinho tinto para que ficasse mais rosados.
d) As mulheres usavam espartilhos para levantar os seios, melhorar a postura e, principalmente, afinar a cintura.
e) As mulheres usavam maquiagens fortes, seus lábios eram vermelhos seus olhos bem marcados.

3. O pé pequeno era considerado gracioso, feminino e belo para as sociedades antigas. Assim, surgiu o hábito de amarrar os pés das meninas para que eles não crescessem. Onde esse hábito era comum?
a) Egito.
b) Grécia.
c) China.
d) México.
e) Inglaterra.

4. Em um mundo em que o ideal de beleza está longe do biotipo da maioria da população, surge a preocupação com o excesso de vaidade, que está se tornando um problema de saúde pública. Os padrões de beleza impostos pela sociedade atual vêm afetando a saúde física e mental das pessoas, causando inúmeras doenças. Uma doença relacionada a isso é a bulimia, que se caracteriza por:
a) transtorno alimentar grave marcado por compulsão, seguido de métodos para evitar o ganho de peso.
b) recusa do paciente em alimentar-se devido ao medo deste em ganhar peso.
c) busca incessante e contínua por músculos, associada ao uso de anabolizantes e ao consumo indiscriminado de suplementos alimentares.

d) atos de violência física ou psicológica, intencionais e repetidos, praticados por um indivíduo ou por um grupo de indivíduos, causando dor e angústia

e) inflamação aguda ou crônica da mucosa que reveste as paredes internas do estômago.

5. Altas, magras, curvilíneas, usando batons de cores vivas, olhos pintados com sombras fortes e cílios alongados com máscaras coloridas. Esse estilo foi predominante em qual época?
a) Década de 1960.
b) Década de 1930.
c) Década de 1940.
d) Década de 1990.
e) Década de 1950.

Referências

O CORPO perfeito. *Beleza sem padrões,* 2014. Disponível em: <https://belezasempadroes.wordpress.com/>. Acesso em: 30 out. 2017.

ESTER, D. *Círculo da beleza e estilo.* São Paulo, 2017. Disponível em: <http://www.circulodabeleza.com.br/>. Acesso em: 30 out. 2017.

FREITAS, C. M. S. M. et al. O padrão de beleza corporal sobre o corpo feminino mediante o IMC. *Rev. bras. Educ. Fís. Esporte,* São Paulo, v. 24, n. 3, p. 389-404, jul./set. 2010.

OLIVEIRA, L. L.; HUTZ, C S. Transtornos alimentares: o papel dos aspectos culturais no mundo contemporâneo. *Psicologia em Estudo,* Maringá, v. 15, n. 3, p. 575-582, jul./set. 2010. Disponível em: <http://www.scielo.br/pdf/pe/v15n3/v15n3a15>. Acesso em: 30 out. 2017.

PEXELS. Abs atleta bíceps loira corpo. *Pixabay,* 2012. Disponível em: <https://pixabay.com/pt/abs-atleta-b%C3%ADceps-loira-corpo-1850926/>. Acesso em: 30 out. 2017.

PIKART, P. *Nofretete Neues Museum.* Wikimedia Commons, San Francisco, 2009. Disponível em: <https://upload.wikimedia.org/wikipedia/commons/1/1f/Nofretete_Neues_Museum.jpg>. Acesso em: 30 out. 2017.

SHMIDTT, A.; OLIVERA, C.; GALLAS, J. C. *O mercado da beleza e suas consequências.* UNIVALI, Balneário Camboriú, 2009.

SIQUEIRA, D. C. O.; FARIA, A. A. *Corpo, saúde e beleza*: representações sociais nas revistas femininas. Comunicação, mídia e consumo, São Paulo, v. 4, n . 9, p. 171 -188, mar. 2007.

SUENAGA, C. et al. *Conceito, beleza e contemporneidade*: fragmentos históricos no decorrer da evolução estética. Trabalho de conclusão de Curso (Cosmetologia e Estética) - Universidade do Vale do Itajaí, Itajaí, 2012.

WEIGL, W. *Entenda as mudanças de padrão de beleza ao longo da história*. 2017. Disponível em: <https://guiadoestudante.abril.com.br/estudo/entenda-as-mudancas-de-padrao-de-beleza-ao-longo-da-historia/>. Acesso em: 6 nov. 2017.

WIADOMOŚC, D. P. *Moda paryska*. Wikimedia Commons, San Francisco, 1837. Disponível em: <https://upload.wikimedia.org/wikipedia/commons/c/c7/Moda_paryska_1837.jpg>. Acesso em: 30 out. 2017.

Leitura recomendada

FLOR, G. Corpo, mídia e status social: reflexões sobre os padrões de beleza. *Rev. Estud. Comun.*, Curitiba, v. 10, n. 23, p. 267-274, set./dez. 2009

Perfil profissional do esteticista

Objetivos de aprendizagem

Ao final deste capítulo, você deve apresentar os seguintes aprendizados:

- Relacionar conhecimentos teóricos e práticos com o melhor tratamento estético a seguir.
- Descrever habilidades e competências relacionadas às atividades da área da estética, saúde e bem-estar.
- Desenvolver métodos de associação multidisciplinar para montagem de protocolos.

Introdução

Vamos entender um pouco sobre o mundo profissional da estética?

O cliente busca hoje novidades em tratamentos estéticos, em cosméticos e no assessoramento de cuidados com o corpo e com a face. Isso inclui a busca por um profissional de perfil qualificado, que possa informá-lo com argumentação científica, conhecimento anatômico e fisiológico e de recursos técnico-estéticos que proporcionem tratamentos para as suas necessidades específicas.

Neste capítulo, você vai conhecer o perfil do profissional de estética, e as diversas áreas em que esse profissional pode atuar.

Sempre em busca de conhecimento

É de conhecimento dos profissionais da estética que a busca por conhecimento deve ser constante, já que essa área sofre mudanças e atualizações frequentemente. Por exemplo, de um ano para outro, os modelos dos aparelhos utilizados na estética são atualizados, os cosméticos recebem um novo cuidado e uma formulação mais tecnológica, as técnicas dos tratamentos estéticos, tanto faciais quanto corporais, transformam-se e ganham uma nova roupagem.

É inquestionável o crescimento do mercado cosmético e estético. São inúmeras as pesquisas que demonstram o grande interesse e o próprio consumo de tratamentos cosméticos e produtos de beleza no Brasil. É um nicho de mercado cada vez mais explorado por trabalhadores e empreendedores das áreas do embelezamento, da saúde e do bem-estar. Conhecer o perfil do consumidor, seu público-alvo é fundamental para o sucesso do seu negócio. Os consumidores estão cada vez mais exigentes, principalmente com a qualidade do serviço e com a qualificação dos profissionais que realizam os atendimentos.

Sobreviverão no mercado de trabalho os profissionais mais bem preparados, que se atualizarem e que melhor aplicarem o conhecimento adquirido. A opção de trabalhar com outros profissionais, como fisioterapeutas, nutricionistas, médicos dermatologistas e também cirurgiões plásticos exige um maior conhecimento, além daquele direcionado somente à estética. Anatomia e fisiologia entram como assuntos importantíssimos a serem estudados pelo esteticista (PEREIRA, 2013).

Quando se fala em buscar conhecimento na área da estética, o que não falta é recurso. Levando em consideração o perfil do aluno, existem opções de cursos superiores, cursos técnicos, cursos de qualificação, cursos livres, *workshops*, cursos de educação à distância (EAD), simpósios, etc.

Todo esse conhecimento pode ser aplicado tanto no atendimento, que será de alta qualidade, como no esclarecimento do procedimento a ser realizado para o cliente, passando segurança e credibilidade, assim como o devido esclarecimento sobre a técnica a ser realizada, dando ao cliente a autonomia para dar o consentimento para realizá-lo, que, nesse caso, deixará de ser meramente legal para tornar-se um registro de tomada de decisão que é a base de um bom relacionamento desenvolvido entre o cliente e o profissional. (AURICCHIO; MASSAROLLO, 2007).

Seja você um profissional diferenciado no mercado de trabalho e contribua para que o setor da estética seja cada vez mais respeitado por seus profissionais e por seus resultados.

O mercado de trabalho da estética precisa de profissionais qualificados

O mercado de trabalho na área da estética cresceu consideravelmente nos últimos anos. No entanto, crescer em quantidade não significa necessariamente crescer em qualidade também. Na verdade, esse é um ponto a ser discutido e assimilado por você que quer se tornar um esteticista de sucesso, oferecendo serviços que atendam às expectativas de seu público. Houve um aumento da procura pelo embelezamento facial, corporal e capilar; a consequência disso foi a multiplicação dos profissionais que atuam no mercado. Com tamanha variedade de serviços e quantidade de profissionais, o que o mercado exige é qualificação, além da qualidade com que esses serviços serão ofertados. Por este motivo, você deve sempre procurar aprender e se atualizar na área.

> **Fique atento**
>
> Esteja conectado! Muitos cursos são divulgados em redes sociais. Invista na sua carreira, conhecimento nunca é demais. Simpósios e *workshops* de estética, em que os profissionais sempre exemplificam suas teorias e ensinamentos com experiências próprias, são ofertados frequentemente e são ótimas fontes de instrução.

Ser multifacetado

O profissional da estética está apto para atuar em diversas áreas relacionadas ao bem-estar, à saúde e ao embelezamento em si. Ser esteticista é entender o mundo da estética com base nos conhecimentos adquiridos ao longo da vida estudantil e profissional. O esteticista nunca para de aprender. O que valoriza o seu trabalho, além dos bons resultados, é a experiência profissional. Você deve utilizar essa experiência a seu favor, combinando o conhecimento teórico ao prático, construindo, como consequência, uma carreira de sucesso.

Existe um leque de opções para seguir carreira na estética. Você pode realizar várias funções, mas tente focar no que você faz melhor. Nada impede você de trabalhar com estética facial, corporal e capilar, por exemplo, desde que mantenha em mente que a qualidade do serviço deve ser prioridade. A qualidade está diretamente relacionada com o conhecimento e a experiência. É possível adquirir conhecimento em várias áreas, mas a experiência precisa de tempo. Já o dom é nato, ou seja, você já nasce com ele; invista tempo naquilo em que você acredita e no que gosta de fazer; não há nada que, com persistência, estudo e treino, não se consiga.

O que torna o esteticista um profissional multitarefas é a variedade de serviços que ele pode oferecer. Isso inclui, por exemplo limpeza de pele e *peelings* no cuidado facial, massagens, drenagem linfática e manuseio de vários aparelhos no cuidado corporal, tinturas, cortes e química capilares, embelezamento de mãos e pés; maquiagem e alongamento de cílios, design de sobrancelhas e micropigmentação, entre outros. São muitos os tratamentos com os quais o esteticista está apto a trabalhar. Por vezes, isso é uma grande vantagem, já que um único profissional pode ofertar diversos tratamentos. Ao qualificar-se para isso, você tem uma grande oportunidade de crescimento na área escolhida. Estudar e entender um pouco de cada tratamento é o ideal para o profissional que pretende abrir um negócio próprio, no qual poderá ter uma equipe igualmente qualificada para atender aos diferentes ramos da estética, de maneira a não sobrecarregar um único profissional.

O esteticista trabalha em conjunto com outros profissionais da área da estética, como fisioterapeutas, biomédicos, médicos dermatologistas e cirurgiões plásticos, além de psicólogos e nutricionistas. Com esse último em especial, existe uma conexão bem estabelecida, já que uma pele bonita e saudável vai além dos cosméticos, e as mudanças na pele ocorrem a partir de boas noites de sono e bons hábitos alimentares, entre outros fatores. O excesso ou a deficiência de nutrientes no organismo aparecerem positivamente ou negativamente na pele, e é cientificamente comprovada a ação de certos antioxidantes e vitaminas na melhora do sistema tegumentar, sistema ao qual a pele pertence. Outro exemplo é o trabalho auxiliar com cirurgião plástico, estando o esteticista apto a realizar drenagem linfática no pós-operatório.

É muito comum a parceria entre clínicas estéticas e salões de beleza, que complementam, acrescentam ou potencializam o trabalho um do outro.

O papel do esteticista no cuidado e na autoestima dos clientes

O papel do esteticista vai muito além de tratar as queixas estéticas. O cliente vê no esteticista alguém em quem pode confiar. Uma ou duas horas semanais de tratamentos estéticos tornam-se também sessões de terapia, nas quais cliente acaba sentindo-se à vontade para conversar sobre assuntos que muitas vezes não conversa com pessoas próximas. Nessa profissão, há várias formas de fazer com que o cliente sinta-se bem consigo mesmo, e, além dos resultados dos tratamentos estéticos darem motivos para o bem-estar físico, as conversas auxiliam no bem-estar psicológico. Esse é o resultado positivo de transferir conhecimento e realizar um bom trabalho, o que resulta na confiança do cliente, deixando-o confortável para expor sua vida pessoal, e na consequente fidelização desse cliente.

Dessa forma, faz-se necessária a honestidade na relação com o cliente. Você deve ter em mente que o cliente procura o melhor para si mesmo e que você deve atingir e superar as expectativas dele. A satisfação em elevar a autoestima dos nossos clientes é enorme e deve ser a nossa prioridade.

A comunicação é uma face essencial do perfil do esteticista, vital para o bom funcionamento da estética. A maneira como você se comunica com seus clientes, colegas e chefes afeta a atmosfera e a eficiência da estética. O diálogo faz parte do serviço oferecido: é através dele que podemos tornar a sessão produtiva. Lembrando que o cliente de estética busca saúde e bem-estar no sentido físico e mental; sendo assim, sente-se bem em um ambiente agradável. Estar atento às necessidades e ao bem-estar do seu cliente, sempre assegurando que ele não será exposto a situações de risco ou constrangimento é fundamental.

Fique atento

- Seja flexível na conduta dos tratamentos. Caso perceba que o tratamento elaborado não está alcançando os objetivos esperados, reavalie seu cliente e faça as modificações necessárias.
- Mantenha-se informado e atualizado sobre os cosméticos, as técnicas e os aparelhos estéticos.
- Converse com seu cliente e esclareça as possíveis reações ou efeitos dos produtos, aparelhos ou de qualquer tratamento a ser utilizado. Nunca prometa resultados impossíveis de serem alcançados.
- Ouça com atenção às necessidades e queixas do seu cliente. Saiba o que ele deseja e sempre forneça explicações fundamentais com base em conhecimentos técnicos e científicos.
- Conscientize seus clientes sobre a importância da manutenção estética diária, como o uso do filtro solar, a hidratação da pele, alimentação, os exercícios físicos e outros procedimentos recomendados para potencializar o resultado do tratamento.

A importância de uma boa avaliação e da montagem de protocolos

O cliente é a pessoa mais importante do negócio. A avaliação e o preenchimento correto da ficha de anamnese é um ponto muito relevante a ser mencionado, pois nela estarão contidas as informações necessárias para definir a melhor linha de tratamento. O protocolo deve ser personalizado, na sua maioria. Além da personificação do protocolo, o atendimento deve avaliar a necessidade de se trabalhar em associação com outros profissionais da área da saúde para obter resultados mais satisfatórios no sentido do bem-estar como um todo. O esteticista deve ter o papel de facilitador entre o cliente e as informações sobre o tratamento a ser realizado.

Muitas vezes, o cliente, como leigo no assunto, fica encantado com promessas de resultados milagrosos, principalmente com tratamentos eletroterápicos, e não imagina quantas questões fisiológicas estão envolvidas e quais seriam os efeitos em seu organismo a longo prazo. Aí entra o esteticista, que deve ter um ótimo embasamento teórico e científico para explanar o assunto de maneira clara e objetiva, transmitindo as informações necessárias no momento da avaliação estética, explicando os riscos e os benefícios do tratamento escolhido e dando ao cliente a autonomia de decisão com base suficientemente informativa e de forma clara.

Link

Neste link, você pode encontrar informações interessantes para entender um pouco mais sobre o mundo da estética (ARTIGOS, 2017):

https://goo.gl/TGnjsF

Dicas para manter a agenda movimentada

A comunicação entre as pessoas mudou muito; hoje, é mais prático e rápido enviar uma mensagem de texto ou até mesmo uma mensagem de áudio do que fazer uma ligação pelo telefone. Porém, a falta de tempo para se comunicar pode sair caro, porque a venda do seu produto ou serviço está diretamente ligada ao relacionamento que você mantém com o seu cliente e à atenção que você dedica a ele. A melhor dica para você manter um bom relacionamento com seus clientes e, consequentemente, uma agenda ativa é entrar em contato constantemente e não se deixar esquecer. Não ligue ou envie mensagens somente para fazer agendamentos, mas também para passar informações pertinentes aos tratamentos oferecidos no seu espaço ou ainda oferecer uma sessão gratuita quando tiver feito algum curso e aprendido uma técnica nova.

Outra dica para manter uma ligação positiva com o seu cliente é presenteá-lo com um mimo ou mesmo uma sessão de um serviço que ele ainda não conheça no dia do seu aniversário. Para isso, é preciso reter os dados dos seus clientes, incluindo a data de aniversário.

Exercícios

1. O esteticista está apto a realizar quais tipos de *peeling*?
   a) *Peeling* superficial e médio.
   b) Somente *peeling* superficial.
   c) *Peeling* superficial, médio e profundo.
   d) O esteticista não está apto para realizar *peeling*.
   e) *Peeling* profundo.

2. Qual é o momento mais importante do atendimento do esteticista?
   a) A recepção do cliente e a realização da avaliação (ficha de anamnese).
   b) Realizar o tratamento mais moderno.
   c) Usar os cosméticos mais dispendiosos.
   d) Realizar tratamentos longos.
   e) Avaliar e definir um tratamento padrão predefinido para todos os clientes.

3. Quais são os tratamentos com os quais o esteticista está apto a trabalhar?
   a) Limpeza de pele profunda, drenagem linfática e preenchimento facial com ácido hialurônico.
   b) Drenagem linfática pós-operatória, *peeling* profundo e massagem modeladora.
   c) Massagem relaxante, cirurgia estética e limpeza de pele profunda.
   d) Radiofrequência, hidratação de fios e aplicação de botox.
   e) Design de sobrancelhas, drenagem linfática pós-operatória e limpeza de pele profunda.

4. O trabalho do esteticista abrange três aspectos importantes, são eles:
   a) beleza, humor e bem-estar.
   b) bem-estar, saúde e beleza.
   c) saúde, bem-estar e massagem.
   d) massagem, saúde e beleza.
   e) beleza, bem-estar e perfume.

5. O que deve ser levado em consideração, durante a avaliação, ao elaborar um protocolo de atendimento para tratamento estético?
   a) A vontade do cliente somente, pois ele está pagando pelo tratamento.
   b) A vontade do esteticista somente, pois é ele quem entende sobre os tratamentos estéticos.
   c) A tecnologia dos aparelhos estéticos e dos cosméticos que atendem às expectativas de tratamento para a queixa do cliente.
   d) A vontade do cliente juntamente com a avaliação do esteticista, conforme o cliente descreve sua queixa estética o esteticista avalia se a mesma pode ser solucionada com os recursos disponíveis.
   e) Os tratamentos mais modernos para a disfunção estética de que o cliente se queixa e o quanto ele está disposto a pagar.

Referências

ARTIGOS de estética e beleza. *Portal Educação*, Campo Grande, 2017. Disponível em: <https://www.portaleducacao.com.br/conteudo/artigos/estetica/19?pg=2>. Acesso em:24 nov. 2017.

AURICCHIO, A. M.; MASSAROLLO, M. C. K. B. Procedimentos estéticos: percepção do cliente quanto ao esclarecimento para a tomada de decisão. *Revista da Escola de Enfermagem da USP*, São Paulo, v. 41, n. 1, 2007.

Leituras recomendadas

CAMARGO, K. O papel do esteticista na autoestima dos clientes. *Revista Negócio Estética*, Rio de Janeiro, 2016. Disponível em: <http://negocioestetica.com.br/site/o-papel-da--esteticista-na-autoestima-dos-clientes/>. Acesso em: 05 nov. 2017

IFOULD, J.; FORSYTHE-CONROY, D.; WHITTAKER, M. *Técnicas em estética*. 3. ed. Porto Alegre: Artmed, 2014. 384p. (Série Tekne).

KUTCHER, M. O melhor momento para se relacionar com o seu cliente é agora! *Revista Negócio Estética*, Rio de Janeiro, 2016. Disponível em: <http://negocioestetica.com.br/site/o-melhor-momento-para-se-relacionar-com-seu-cliente-e-agora/>. Acesso em: 05 nov. 2017.

NUTRIÇÃO e estética, porque elas têm tudo a ver. *Revista Negócio Estética*, Rio de Janeiro, 2015. Disponível em: <http://negocioestetica.com.br/site/nutricao-e-estetica--porque-elas-tem-tudo-a-ver/ >. Acesso em: 05 nov. 2017.

PORTAL ESTETICISTAS. 2017. Disponível em: <https://portalesteticistas.com.br/>. Acesso em: 05 nov. 2017.

VALIM, L. Quem é o seu cliente? *Revista Negócio Estética*, Rio de Janeiro, 2013. Disponível em: <http://negocioestetica.com.br/site/quem-e-seu-cliente/>. Acesso em: 05 nov. 2017.

UNIDADE 2

Princípios éticos, preparação e posicionamento para o tratamento

Objetivos de aprendizagem

Ao final deste texto, você deve apresentar os seguintes aprendizados:

- Reconhecer os princípios éticos para o atendimento em estética.
- Descrever a organização do ambiente e a postura do esteticista no atendimento ao paciente.
- Aplicar o procedimento de preparo e de posicionamento do paciente para o tratamento.

Introdução

Dentre as experiências vividas pelo paciente, a relação com o profissional da área da saúde constitui uma das mais importantes variáveis no começo de um atendimento. Essa relação também se aplica ao atendimento em estética por envolver fundamentalmente dois aspectos significativos: a conduta clínica e os aspectos éticos e legais.

Apesar de ser aparentemente simples, o comportamento do consumidor de estética – que está cada vez mais exigente na procura por procedimentos e produtos que retardem o envelhecimento e atenuem as alterações inestéticas – é decorrente de influências externas e internas. A cultura que faz parte das influências externas é a causa determinante dos desejos dos clientes que procuram serviços com técnicas e produtos em evidência. Por sua vez, as influências internas que deverão cativar esses clientes são os profissionais altamente capacitados e o atendimento personalizado, além dos equipamentos e dos produtos de qualidade, e do ambiente agradável e confortável.

Neste capítulo, vamos abordar os princípios éticos e a organização do ambiente, o preparo e o posicionamento do paciente, bem como a postura do esteticista durante o atendimento.

Princípios éticos para o atendimento do paciente

Os esteticistas atuantes no mercado não apenas buscam estabelecer critérios e padrões para o exercício pleno desta profissão, mas também procuram aprimoramento técnico e científico constantemente. Em outras palavras, um dos grandes pilares da sustentação do trabalho do esteticista, além do embasamento científico, é o exercício da ética profissional. A ética profissional é um conjunto de normas de conduta que devem ser aplicadas em qualquer atividade, fazendo com que o profissional respeite seu semelhante e valore a dignidade humana e a construção do bem-estar.

Neste cenário, o profissional da estética (como todo profissional da área da saúde) tem o objetivo de atender e cuidar dos seus pacientes. É seu papel prestar serviços de alta qualidade para melhorar a aparência externa e as funções naturais da pele, assim como proporcionar o relaxamento e o bem-estar físico do corpo e da mente. É importante ressaltar que o consumidor está mais exigente e conhece cada vez mais os produtos e os serviços oferecidos pelo mercado, buscando valorizar seu tempo e dinheiro e optando por serviços de qualidade com preços competitivos.

Para exemplificar o respeito dos princípios éticos relativos ao exercício de serviços de estética, relacionamos algumas questões importantes que podem contribuir para o crescimento profissional, seja por meio da satisfação das necessidades de seus pacientes, seja pelo reconhecimento do trabalho que oferecem ao mercado da estética. Esses princípios são os seguintes:

- Diplomacia: prudência ao lidar com os outros.
- Estabilidade emocional: aprender a lidar com os confrontos e a manifestar adequadamente sua opinião.
- Receptividade: demonstrar interesse pelas outras pessoas e responder às suas expectativas.
- Valores: são adquiridos ao longo da vida e importantes para a socialização.

- Habilidades de comunicação: promover a comunicação bilateral entre o profissional e o paciente. Discrição e sigilo: não tratar de problemas pessoais ao cliente e não passar adiante eventuais comentários do paciente.
- Estabelecer limites: lembre-se que você é um esteticista, não um conselheiro.
- A conduta ética também deve ser estendida aos colegas de profissão, aos parceiros, aos fornecedores e aos profissionais de outras áreas.

Postura do esteticista durante o atendimento ao cliente

A postura profissional é o grande diferencial competitivo nas diversas áreas de atuação. Ela é válida para todos os integrantes da equipe de trabalho, desde os encarregados da recepção até os profissionais que executam os procedimentos estéticos e o atendimento ao paciente. Segundo alguns estudos, os pacientes procuram outro local pela má qualidade de atendimento, seja pela falta de postura profissional ou pelo mau atendimento por parte da recepção.

Ter uma boa postura profissional é tão importante quanto ser especialista no que faz. Essa postura deve incluir honestidade com o cliente/paciente. Ele deve, por exemplo, ter ciência, de que se alguma intercorrência ocorrer, esse imprevisto receberá a devida atenção e será contornado dentro dos princípios éticos com critérios adequados para cada caso.

Causar uma boa impressão também é fundamental. Veja algumas atitudes recomendáveis no atendimento:

- Receba seu paciente com alegria.
- Dê atenção às queixas do paciente; esclareça e explique os procedimentos e produtos, usando o conhecimento técnico-científico e uma linguagem que ele compreenda.
- Aplique todas as técnicas e produtos disponíveis para a recuperação estética do seu cliente, desde que apropriadas e reconhecidas cientificamente.
- Indique tratamentos e procedimentos de acordo com a necessidade individual de cada cliente.
- Peça ao paciente que complete a avaliação do cliente; ela é necessária para o sucesso do plano de tratamento.
- Reavalie o paciente a cada sessão e faça os ajustes necessários no plano de tratamento para alcançar os objetivos principais.

- Mantenha-se informado sobre as novidades tecnológicas em equipamentos e cosméticos; seu cliente deseja novidades.
- Considere os resultados esperados com o programa proposto, seguindo o tempo e a relação custo/benefício do tratamento.
- Jamais prometa resultados impossíveis; o entendimento do problema a ser tratado é fundamental para evitar essa situação.
- Cuide-se! Você vende beleza e é o espelho de seu tratamento.
- Estabeleça metas a curto, a médio e a longo prazo; exija o comprometimento do cliente.
- Organize sua agenda e estabeleça um acordo para que o cliente respeite os horários agendados.
- Conscientize seu paciente sobre a importância da manutenção diária dos cuidados com a pele para alcançar os resultados esperados.
- Crie redes de parceiros e trabalhe em equipes multidisciplinares que possam agregar valor ao seu trabalho.

Na estética, assim como em qualquer profissão, os clientes apresentam diversos perfis. É importante entendê-los para oferecer o serviço mais adequado para cada um, como ilustra a Figura 1.

Podemos identificar alguns perfis de pacientes:

- Paciente agressivo: deixe-o escolher o tratamento primeiro; depois, explique claramente o que será aplicado e quais são os resultados esperados, assim como os valores e o tempo de cada sessão.
- Paciente arrogante: geralmente não demonstra muito carinho ou afeto, importa-se com coisas materiais e, no fundo, é inseguro. Trate-o com afeição, mas sem intimidade.
- Paciente desconfiado: quer saber tudo e desconfia dos resultados. Explique o procedimento em detalhes e dê muita atenção.
- Paciente impulsivo: tenha cuidado. Quer fazer todos os tratamentos, mas às vezes não tem condições financeiras. Pode não haver pagamento.
- Paciente compulsivo: tem mania de limpeza e medo de tudo. Deixe-o tranquilo, confiante e seguro.

A postura profissional também prevê que o esteticista deve ser observador e ético com o paciente. Deve ainda ter uma boa apresentação pessoal, tanto em termos de atitude quanto no modo de se vestir, equilibrando bom gosto e bom senso.

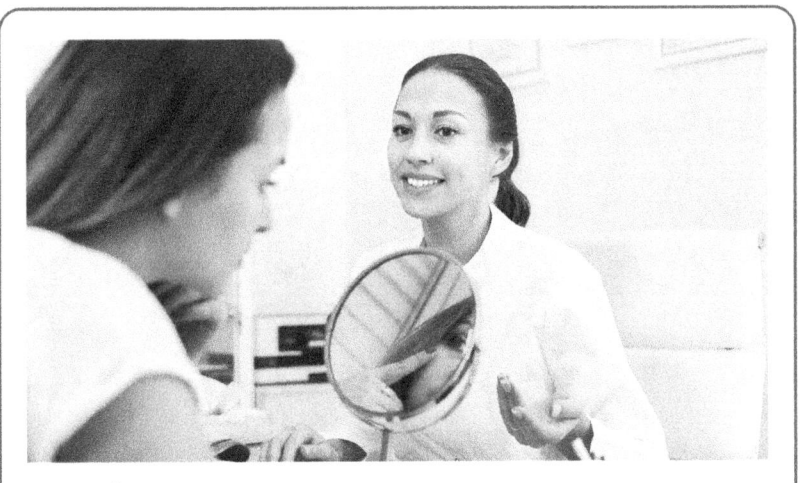

Figura 1. É importante entender o perfil de cada paciente para um melhor atendimento.
Fonte: Iakov Filimonov/Shutterstock.com

Em relação à apresentação pessoal (Figura 2), deve-se considerar que o ambiente de estética é o local de trabalho onde, além de manter a alegria, a positividade e o sigilo das informações recebidas, o profissional é o exemplo de imagem do seu serviço, devendo apresentar:

1. Higiene e asseio pessoal (pele bem cuidada, cabelo preso, barba e/ou bigode bem aparados, mãos e unhas bem cuidadas).
2. Mãos sem adereços.
3. Dentes limpos e hálito saudável.
4. Perfume e desodorante suaves.
5. Vestimenta, acessórios e adornos compatíveis com a atividade.
6. Roupas limpas e com aspecto de novo.
7. Fardamento na cor clara ou branca, com a calça ou saia seguindo o mesmo padrão de cor.
8. Sapatos fechados, confortáveis e seguindo o padrão do fardamento.
9. EPIs em uso conforme normas da vigilância sanitária (Figura 3).
10. Postura corporal correta para não adquirir problemas posturais (Figura 4).

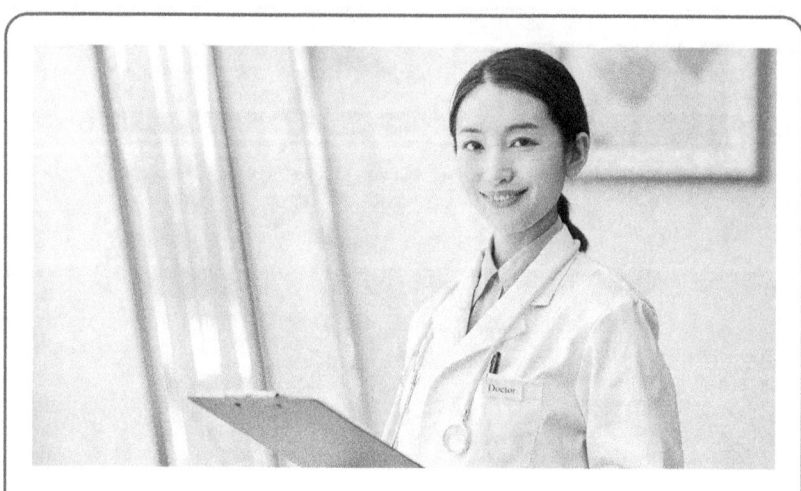

Figura 2. Apresentação pessoal e vestimentas compatíveis com a atividade.
Fonte: HelloRF Zcool/Shutterstock.com

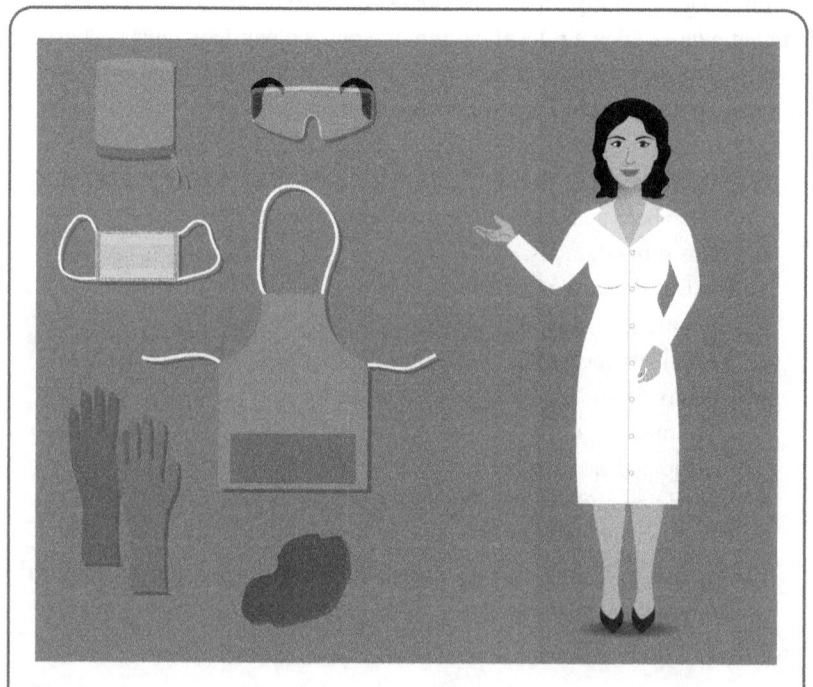

Figura 3. O uso de equipamento de proteção deve observar a norma da profissão.
Fonte: S_Veresk/Shutterstock.com

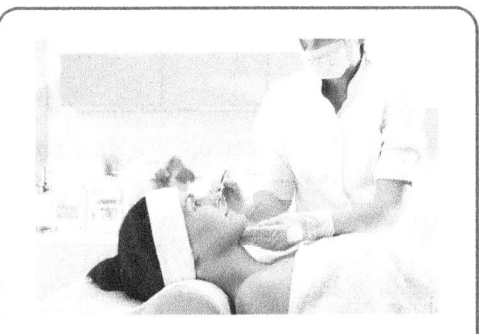

Figura 4. Postura correta do profissional durante o atendimento.
Fonte: Robert Przybysz/Shutterstock.com

É importante lembrar que o profissional na área da estética deve ter as características básicas para atender o público. Além disso, o estabelecimento ou o profissional responsável deve treinar seus funcionários para que eles também tenham uma postura ética e adequada.

Fique atento

O trabalho em equipe é essencial para desenvolver a ética de trabalho dentro da clínica. Quando toda a equipe se dedica a prestar um serviço de qualidade e de apoio que seja relaxante e terapêutico, todos os membros são incentivados a fazer o melhor. O resultado (Figura 5) é um ambiente de carinho e respeito que beneficia não somente ao cliente, mas também a toda a equipe.

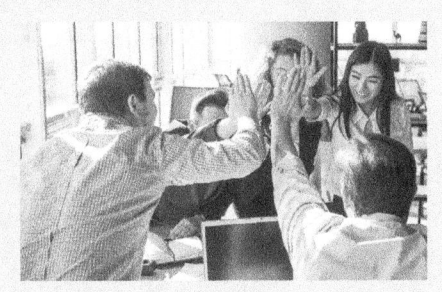

Figura 5. Exemplo de uma equipe dedicada em que o resultado é um ambiente de carinho e respeito.
Fonte: Lipik Stock Media/Shutterstock.com

Preparação do ambiente para o atendimento

Uma sala bem preparada com os equipamentos montados é parte fundamental para a realização de um bom tratamento. Criar uma atmosfera profissional e agradável envolve muitos detalhes, como a fachada do estabelecimento, a recepção e, principalmente, a sala de atendimento.

A localização do ponto comercial é uma das decisões relevantes para um centro de estética. Dentre todos os aspectos relevantes para a escolha do lugar, deve-se considerar prioritariamente as condições de acesso e de locomoção, incluindo estacionamentos e segurança da região.

O primeiro ambiente com que o cliente se depara no centro de estética é a recepção, que deve ter tons claros e ser aconchegante e confortável. Lembre-se que a primeira impressão é a que fica; portanto, a recepção deve ser considerada o cartão de visita. É o setor onde há um pouco mais de liberdade para projetar elegância e profissionalismo.

Sala de atendimento

O ideal é que a cabine de atendimento seja um lugar quieto e tranquilo. O barulho dos telefones ou do vai e vem de pessoas não garante a descontração e o relaxamento do paciente. Alguns preferem silêncio durante o tratamento, mas a maioria aceita uma música relaxante.

O aposento deve estar aquecido, ser acolhedor e pouco iluminado, como mostra a Figura 6. Alguns óleos essenciais podem ser queimados antes e durante o tratamento, dependendo do paciente. Separe tempo suficiente para preparar a sala de tratamento antes de começar seu dia. Planejá-la e organizá-la é a primeira etapa do trabalho diário.

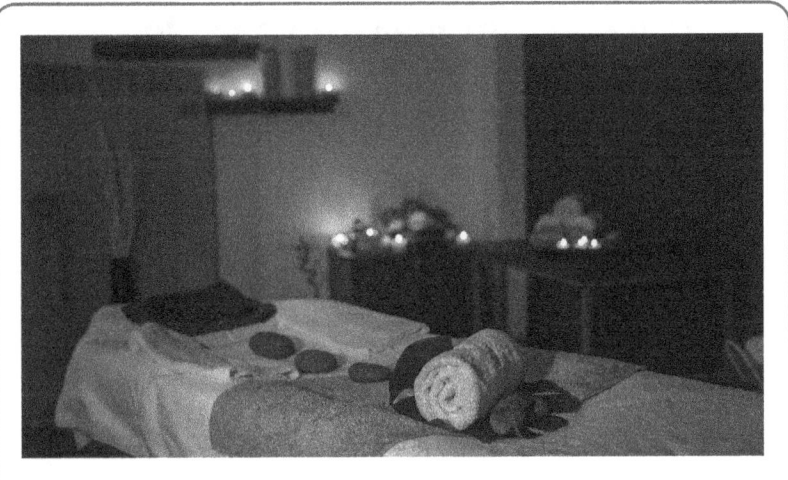

Figura 6. Sala tranquila e aconchegante para atender o paciente.
Fonte: Africa Studio/Shutterstock.com

Ao preparar uma sala para os tratamentos, pense em quais serviços serão prestados e como o trabalho será realizado. A mobília pode ser básica ou de grife, mas o item mais importante é a maca de procedimentos, que deve ser confortável para o paciente. Os princípios de higiene e segurança do cliente/paciente são os pontos mais relevantes a serem observados antes, durante e depois do atendimento.

Saiba mais

A boa postura transmite uma imagem de confiança e impede cansaço e outros problemas físicos. O esteticista passa muito tempo em pé, por isso, deve realizar exercícios físicos, caminhadas ou outras atividades, como forma de aliviar o estresse das exigências do trabalho, e prevenir problemas ortopédicos.

Preparo do paciente para o tratamento

Quando o paciente chegar, receba-o e ajude-o a se preparar para o atendimento realizando as seguintes ações (GUIRRO; GUIRRO, 2010; GERSON, 2011):

1. Mostre onde ele deve se trocar e guardar seus pertences.
2. Indique o uso do avental específico para o atendimento nos locais em que ele é necessário.
3. Mostre como o cliente deve se deitar com segurança, usando a escadinha de apoio.
4. Coloque touca e a faixa para os cabelos, caso sejam exigidos no procedimento.
5. Coloque um travesseiro para apoiar o pescoço do cliente.
6. Ofereça um travesseiro ou um rolo para colocar sob os joelhos e relaxar a coluna vertebral.
7. Cubra as áreas que não receberão tratamento com toalhas ou lençóis.

A posição correta do paciente é um fator importante para o sucesso do tratamento. Portanto, certifique-se que a posição escolhida proporcione tanto o relaxamento completo para quem recebe o tratamento quanto a posição adequada de trabalho para o profissional (Figura 7).

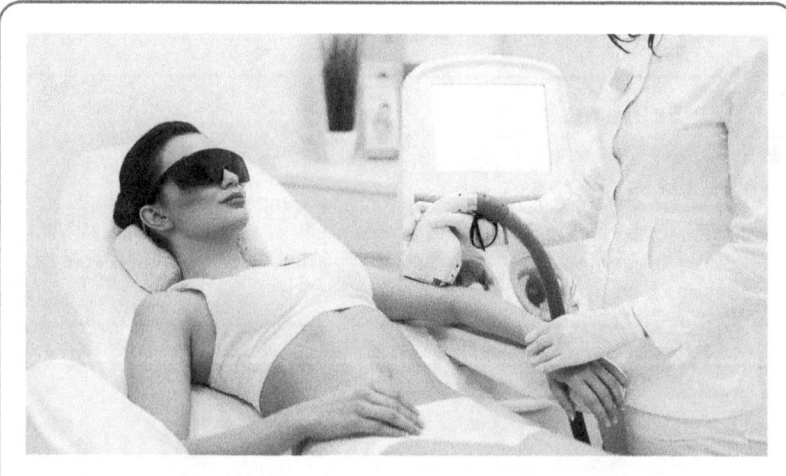

Figura 7. Paciente bem posicionada na maca de atendimento.
Fonte: puhhha/Shutterstock.com

Link

No link abaixo, você encontrará um texto sobre estética e imagem pessoal para reforçar o conceito de que o esteticista é um exemplo de imagem para seus clientes (PINTO; EMILIANO, 2017).

https://goo.gl/jLmPD5

Neste outro link do SEBRAE (2017), você terá todas as informações necessárias para abrir o seu negócio de estética.

https://goo.gl/kKYr1F

Como mostra a Figura 8, a maca onde o paciente se acomodará deve contar com o campo descartável (lençol de papel), trocado após cada atendimento, rolo de descanso sob os joelhos e travesseiro. O paciente deve estar ainda com seu corpo coberto.

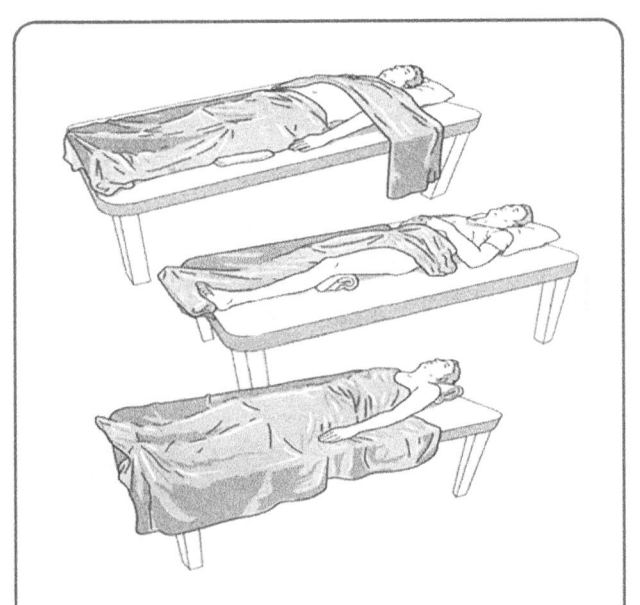

Figura 8. Posicionamento adequado do paciente para o tratamento.
Fonte: Guirro e Guirro (2010).

Saiba mais

Hoje muitos clientes procuram os centros de estética não somente para terem acesso aos serviços de saúde e beleza, mas também para vivenciarem boas experiências de bem-estar e relaxamento.

Os clientes formam uma opinião sobre você e a sua clínica; por melhor que seja o serviço, os clientes podem não voltar se não forem bem recebidos, se a sala estiver desarrumada ou se não forem bem tratados após a sessão de tratamento. Vale lembrar que o acompanhamento no pós-atendimento é importante para estabelecer um vínculo com o paciente.

Exercícios

1. Como se chama o estudo sobre o bem-estar do profissional no ambiente de trabalho, relacionado a posicionamento, postura, climatização e higiene desse ambiente?
   a) Higienologia.
   b) Ergonomia.
   c) Fisiologia.
   d) Geologia.
   e) Teologia.

2. Qual característica deve ser eleita pelo esteticista como determinante na sua conduta ética profissional?
   a) Simpatia.
   b) Generosidade.
   c) Empatia.
   d) Inteligência.
   e) Destreza.

3. É permitido ao esteticista realizar procedimentos como microagulhamento com agulhas de 3 mm e aplicação de carboxiterapia quando disponibilizado no seu ambiente de trabalho? O que diz a conduta do esteticista baseada nos princípios éticos?
   a) Posso realizar esses procedimentos porque estão disponibilizados para mim.
   b) Posso realizar esses procedimentos quando o dono do estabelecimento liberar.
   c) Se está disponível, posso oferecê-los aos meus clientes.
   d) Mesmo tendo acesso a esses procedimentos, minha conduta como esteticista é não os realizar por não fazer parte da minha atuação como profissional da estética/saúde.
   e) Posso realizá-los porque fazem parte da área da saúde estética.

4. Em quais regiões do corpo é indicado colocar almofadas/coxins para melhor posicionamento do cliente na maca?
   a) Em decúbito ventral, colocar os apoios nos joelhos.
   b) Em decúbito dorsal, colocar os apoios embaixo dos joelhos e no pescoço.

c) Em decúbito dorsal, colocar apoio somente no pescoço.
d) Em decúbito ventral, colocar os apoios no pescoço e nos tornozelos.
e) Em decúbito dorsal, colocar o apoio nos tornozelos.

5. Assinale a alternativa que você considera ética na profissão do esteticista.
   a) Realizar fotografias de "antes e depois" para divulgação do cliente sem pedir sua permissão.
   b) Falar mal da conduta de outro profissional que atender o cliente, pois ele realizou o tratamento errado.
   c) Atender o telefone durante um atendimento.
   d) Não ouvir as queixas do cliente e definir o protocolo de atendimento sozinho, ao mesmo tempo em que responde mensagens no celular.
   e) Fazer fotografias do cliente com a sua permissão, de preferência por escrito e assinada, não falar ao telefone durante um atendimento e nunca falar mal de outro profissional da sua área para o cliente.

Referências

GERSON, Joel. *Fundamentos de estética*. São Paulo: Cengage Learning, 2011. (Estética, 4).

GUIRRO, E.; GUIRRO, R. *Fisioterapia dermato-funcional:* fundamentos, recursos e patologias. 3. ed. São Paulo: Manole, 2010.

PINTO, B.; EMILIANO, S. *Estética e imagem pessoal:* a importância do trabalho do profissional tecnólogo em estética no mundo contemporâneo. Curitiba: Universidade Tuiuti do Paraná, 2017. Disponível em: <http://tcconline.utp.br/media/tcc/2017/04/ESTETICA-E-IMAGEM-PESSOAL.pdf>. Acesso em: 19 nov. 2017.

SEBRAE. *Centro de estética:* visão geral. Brasília, DF, 2017. Disponível em: <https://www.sebrae.com.br/sites/PortalSebrae/ideias/como-montar-um-centro-de-estetica,49187a51b9105410VgnVCM1000003b74010aRCRD>. Acesso em: 17 nov. 2017.

Leituras recomendadas

BUJES, H. B.; BORSA, M. I. *Legislação aplicada à beleza*. Canoas: ULBRA, 2010.

CARVALHO, A. R. M. *Dicas SEBRAE Salão de beleza:* postura profissional e normas técnicas. Recife: SEBRAE, 2010. Disponível em: <https://www.sebrae.com.br/Sebrae/Portal%20Sebrae/Anexos/salao-normas-tecnicas.pdf>. Acesso em: 12 nov. 2017.

COMO o profissional de beleza deve se comportar. *Cabeleireiros.com,* 2013. Disponível em: <http://cabeleireiros.com/noticias/como-o-profissional-da-beleza-deve-se-comportar>. Acesso em: 10 nov. 2017.

COSTA, K. M. S. L. *Marketing de serviços:* o caso de clínica de estética Kessia Michelle em CG/PB. Trabalho de Conclusão de Curso (Bacharelado em Administração) - Universidade Estadual da Paraíba, Campina Grande, 2010.

DUARTE, J. Sala de espera: a primeira impressão é a que fica. *HMDoctors,* São Paulo, 2014. Disponível em: <http://www.hmdoctors.com/2014/sala-de-espera-a-primeira-impressao-e-a-que-fica/>. Acesso em: 10 nov. 2017.

LIMA, E. Postura Profissional do Esteticista para cada tipo de cliente. *Mundo Estética,* 2017. Disponível em: <http://www.esteticanomundo.com.br/postura-profissional-do-esteticista-para-cada-tipo-de-cliente/>. Acesso em: 11 nov. 2017.

MORAES, C. A.; MORAES, L. R. S. Responsabilidade civil dos profissionais da beleza. In: ENCONTRO INTERNACIONAL DE PRODUÇÃO CIENTÍFICA CESUMAR. 7., Maringá, 2011. *Anais Eletrônico...* Maringá: CESUMAR, 2011. Disponível em: <http://www.cesumar.br/prppge/pesquisa/epcc2011/anais/carlos_alexandre_moraes5.pdf>. Acesso em: 19 nov. 2017.

PERES, J. O. O. et al. *Gestão de negócios e formação de empreendedores na área da beleza.* Canoas: Ulbra, 2011.

ZANATA, S. *Marketing para espaços de beleza.* São Paulo: Soares, 2017.

Aspectos da relação terapeuta/paciente

Objetivos de aprendizagem

Ao final deste texto, você deve apresentar os seguintes aprendizados:

- Descrever os aspectos éticos do terapeuta.
- Identificar os aspectos emocionais do paciente.
- Desenvolver a relação terapeuta/paciente.

Introdução

Para ser um profissional de sucesso, comprometido com seu trabalho, o esteticista deve conhecer suas obrigações e seus deveres, além de manter um bom relacionamento com o paciente e com toda a equipe do centro estético.

Neste capítulo, vamos abordar os conteúdos éticos essenciais para o exercício da profissão de esteticista e também tratar dos aspectos emocionais do paciente e do que deve ser considerado no estabelecimento da relação terapeuta/paciente.

Ética na estética

O esteticista é o profissional habilitado para a aplicação de procedimentos que atenuam as alterações inestéticas corporais. É importante ressaltar que, com o advento da formação superior na área da estética e da cosmética, os profissionais têm acesso ao conhecimento técnico-científico em termos de recursos manuais, cosméticos e eletroestéticos para promover a beleza e melhorar a aparência, a autoestima e a qualidade de vida de seus clientes/pacientes.

Além de um bom preparo técnico, o esteticista precisa ter ética acima de tudo; seu conhecimento deve ser utilizado com responsabilidade e cientificidade no cuidado multiprofissional de sua área. A relação terapeuta/paciente merece extrema atenção. Muitos problemas podem ocorrer durante a prática, por falta de respeito ao cliente, por desvio de informações ou por falta de comprometimento.

O comportamento de cada indivíduo e a maneira como cada um se responsabiliza pelas consequências de suas ações nos diz muito sobre sua conduta ética, que deve fazer parte da bagagem de todos os profissionais. Chama-se deontologia o estudo dos fundamentos do dever e das normas morais e éticas dos indivíduos que pertencem a uma determinada profissão.

Responsabilidades do esteticista

A indústria da beleza é uma das atividades econômicas que mais crescem no Brasil. A lei 2332/2015 trata da regulamentação da profissão de esteticista no país e aplica-se tanto aos profissionais de cursos técnicos quanto aos formados em cursos superiores de estética e cosmética. (BRASIL, 2003). Os esteticistas ainda não contam com um conselho de classe. Seu código de ética está em construção, e algumas instituições (associações e federações) têm publicado sobre a ética no exercício da estética para delimitar as responsabilidades e as obrigações de seus profissionais.

A Federação Brasileira dos Profissionais Esteticistas (Febrape) foi fundada em 2003 para trabalhar pela regulamentação da profissão. A entidade elaborou o código de ética profissional do esteticista (FEDERAÇÃO, 2003). Alguns de seus artigos que abordam a relação paciente/cliente são citados a seguir:

- Prestar assistência sem restrições de origem racial, política ou social, promovendo procedimentos estéticos específicos que beneficiem a saúde, a higiene e a beleza do cliente.
- Autoavaliar periodicamente sua competência, aceitando e assumindo procedimentos somente quando for capaz de desempenhar um atendimento seguro ao cliente.
- Realizar a atualização e o aperfeiçoamento contínuo de seus conhecimentos técnicos, científicos e culturais, visando ao benefício de seus clientes e ao progresso de sua profissão.
- Exercer sua profissão com zelo, diligência e honestidade, além de observar a legislação vigente e resguardar os interesses dos pacientes, sem prejudicar sua dignidade e sua independência profissional.
- Organizar seu ambiente de trabalho e torná-lo asséptico, conforme exigência da vigilância sanitária.
- Abster-se de atos que impliquem na mercantilização da tecnologia estética e combatê-los quando praticados por outrem.

- Fazer anamnese estética do cliente.
- Indicar os diversos procedimentos estéticos relacionados aos tipos e às alterações da pele.
- Executar todas as técnicas existentes na tecnologia estética na recuperação da pele, desde que apropriadas e reconhecidas cientificamente.
- Ter domínio técnico na utilização de equipamentos eletroestéticos aplicados na tecnologia estética.
- Ter visão, agilidade, coordenação motora, atenção, paciência, iniciativa, responsabilidade, assiduidade e higiene.
- Cumprir os preceitos contidos no Código de Ética dos Esteticistas.

A Febrape também estabeleceu algumas práticas que são vedadas ao esteticista, como:

- Anunciar a cura de enfermidades da pele, principalmente as incuráveis.
- Usar ou anunciar títulos que não possui, bem como anunciar especialidades para as quais não está habilitado.
- Praticar atos de deslealdade com os colegas de profissão.
- Não atender às solicitações ou às intimações para sua instrução nos processos ético-disciplinares.
- Aceitar emprego no lugar de colega de profissão que foi dispensado injustamente ou por motivos vãos, a não ser que tenha anuência do órgão responsável pelo seu registro.
- Causar qualquer constrangimento a outro esteticista com o objetivo de conseguir para si seu emprego, cargo ou função.
- Abandonar o procedimento estético e deixar o cliente sem orientação específica, com exceção de motivos relevantes.
- Prescrever medicamentos, injetar substâncias ou praticar atos cirúrgicos.
- Assumir, direta ou indiretamente, serviços de qualquer natureza com prejuízo moral ou desprestígio para sua classe.

O desempenho do esteticista está conectado à motivação e ao comprometimento com a prática de sua profissão. Ele também está relacionado às aptidões e às habilidades, mesmo que dependa mais da motivação do profissional no trabalho — e é nela que podemos encontrar a ética que, junto com o comprometimento, oferecerão qualidade no seu atendimento.

Aspectos emocionais do paciente de estética

A segurança é fundamental na relação, pois o cliente fica feliz, calmo e confiante com o profissional e o ambiente. A insegurança fará o cliente se sentir nervoso e desconfiado do tratamento proposto.

O primeiro contato com o cliente é uma interação muito importante. Se o esteticista souber claramente qual é o desejo do cliente, sua história clínica e as contraindicações ao tratamento desejado, ele poderá estabelecer uma boa relação, desenvolver suas estratégias e alcançar os resultados desejados.

Ao procurar um serviço de estética, algumas pessoas estão interessadas em controlar os sinais da idade; outras querem controlar ou prevenir um problema de pele; outras, experimentar técnicas de spa, como massagem ou de relaxamento. Cada paciente tem expectativas, e também anseios. A imagem corporal é o retrato mental que um indivíduo faz de sua aparência física e da sua relação com o corpo. O obeso, por exemplo, geralmente tem uma imagem corporal distorcida; quanto mais antiga for sua obesidade, mais intensa é essa distorção.

A anamnese deve ser detalhada: verifique que medidas o paciente já adotou e entenda quais são suas necessidades individuais. Além disso, explique quais são os resultados esperados e quando eles aparecerão, para estabelecer confiança entre vocês.

A ansiedade é um sentimento muito comum nas pessoas, e ele as acompanha desde sempre diante de mudanças e de situações inéditas e ameaçadoras. É provável que seu paciente também apresente esse comportamento diante de alterações estéticas inesperadas.

Cada cliente é diferente: há pessoas que sabem o que querem, mas também há pessoas que são exigentes e que não hesitam em expor seu descontentamento com resultados que não estavam dentro de suas expectativas. O descontente somente se acalmará quando alguém ouvir, concordar, e perguntar o que poderia ser feito para deixá-lo satisfeito.

Relação terapeuta/paciente

A primeira impressão é a que fica. As chances de o tratamento ter sucesso e do cliente se sentir satisfeito aumentam quando o profissional comunica e explica a abordagem terapêutica com clareza.

Para aumentar as chances de sucesso, o esteticista deve procurar conhecer o cliente e estabelecer com ele uma relação adequada. Também é importante saber que imagem ele transmite no dia a dia, suas práticas desportivas, seus hábitos alimentares, profissão e hobbies. Determinar a necessidade específica do paciente para oferecer algo que atenda suas expectativas é uma estratégia que pode surpreendê-lo. Em alguns casos, o cliente não contrata o serviço na primeira visita; porém, se for bem acolhido e atendido, as probabilidades de volta são grandes.

O profissional de estética deve aproveitar o contato que tem com o cliente para conduzir a relação de confiança da melhor maneira possível, oferecendo outras possibilidades e inovações estéticas, e fidelizar a relação.

No entanto, se o profissional não transmitir segurança ou oferecer procedimentos que não apresentem resultados, o esteticista pode ter perda material e moral, além de quebrar a relação de confiança entre os dois.

A busca por beleza sinaliza a necessidade de atenção e exige maior disponibilidade dos esteticistas para dedicar a seus clientes o melhor tratamento possível com conhecimento técnico-científico atualizado. Para aprimorar a relação entre você e seu paciente, lembre-se que, às vezes, será necessário adotar algumas das atitudes listadas abaixo:

- Trate o paciente de forma que não comprometa sua integridade.
- Mostre ao cliente que você se importa ao ouvir e tentar entender seu ponto de vista.
- Crie metas para o tratamento; troque informações e seja parceiro do seu cliente.
- Deixe o cliente ciente dos resultados a longo prazo se você acredita que está oferecendo o tratamento mais adequado para seu caso.
- Elogie seu paciente; uma palavra de incentivo no momento certo desperta o melhor das pessoas.
- Receba seu cliente sempre com um sorriso e comunique-se com o coração.

Fique atento

O ambiente de trabalho reflete as marcas do sucesso – ou do insucesso – de uma estética ou de qualquer outro ambiente profissional.

Preste atenção no ambiente: se estiver desorganizado, e se a equipe não compartilhar o mesmo objetivo e não trabalhar em prol do ambiente e dos pacientes, o resultado será uma imagem e uma energia negativa do local como um todo. O ambiente influenciará no resultado das relações interpessoais, na motivação e no comprometimento da empresa.

A comunicação é a chave para o sucesso. O compartilhamento de informações pode ser feito de várias maneiras: palavras, expressões faciais tons e inflexões de voz e linguagem corporal. Há também algumas ferramentas visuais que podem ser usadas: fotos do antes e depois, mensagens em datas especiais ou a apresentação de novidades da estética pelos meios de comunicação. Preste atenção também na comunicação não verbal do cliente para ajudar a melhorar seu serviço e captar suas necessidades.

Link

Você pode ler mais sobre as responsabilidades e deveres do esteticista acessando o link ou código a seguir (FEDERAÇÃO, 2003):

https://goo.gl/dAcfRe

Link

Acesse o link ou código a seguir para conhecer um exemplo de gestão de uma clínica de estética.

https://goo.gl/FoSs7z

Exemplo

Uma cliente procura seu serviço solicitando tratamento para um quadro de rosácea ativo. Para determinar o melhor tratamento e resultado, você começa com a coleta do máximo de informações, sem deixá-la desconfortável, pois ela já demonstrou sua insatisfação com a pele. Você percebe que ela apresenta sinais de depressão durante a consulta; você mostra atenção, ouvindo sua história. Em seguida, você pacientemente explica qual será sua abordagem terapêutica.

A comunicação durante a entrevista é importante para captar o perfil do paciente, pois ela mostrará mais condições de estabelecer um elo de segurança entre vocês.

Exercícios

1. Na sociedade atual, há muitos problemas decorrentes da falta de ética. Ela deve fazer parte da bagagem de todo profissional, e isto também se aplica ao esteticista. Sendo assim, podemos dizer que para melhor atender ao seu cliente, o esteticista deve:
   I. agir e se responsabilizar pelas consequências de seus atos.
   II. usar títulos que não possui, embora esteja realizando corretamente os procedimentos estéticos.
   III. utilizar todo o conhecimento possível para estabelecer o melhor protocolo de atendimento.
   IV. conhecer o código de ética profissional.
   V. estabelecer uma relação de confiança mútua.
   Assinale a alternativa correta.
   a) As afirmativas I e IV estão corretas.
   b) As afirmativas I e III estão corretas.
   c) As afirmativas I, III, IV e V estão corretas.

d) As afirmativas II, III e IV estão corretas.
   e) Todas as afirmativas estão corretas.

2. A Federação Brasileira dos Profissionais Esteticistas atua na regulamentação da profissão e criou um código de ética que determina as seguintes responsabilidades do esteticista:
   I. cumprir alguns preceitos do código de ética profissional.
   II. assumir qualquer procedimento para atender seu cliente da melhor maneira possível.
   III. organizar seu ambiente de trabalho podendo ou não seguir as exigências da Vigilância Sanitária.
   IV. atualizar seus conhecimentos para melhor atender seu cliente.
   V. prestar assistência sem restrições de origem racial, política ou social.
   Assinale a alternativa correta.
   a) As afirmativas I, III e IV estão corretas.
   b) As afirmativas I, II e IV estão corretas.
   c) As afirmativas II, IV e V estão corretas.
   d) As afirmativas IV e V estão corretas.
   e) Todas as afirmativas estão corretas.

3. Ao procurar um serviço de estética, o paciente tem expectativas em relação aos resultados. Para deixá-lo seguro e confiante com o tratamento, já na primeira consulta o esteticista deverá:
   I. explicar quais serão os resultados esperados e seus limites.
   II. realizar anamnese para conhecer o caso clínico e elaborar o plano de tratamento mais adequado.
   III. informar ao paciente o tempo necessário para os primeiros resultados.
   IV. compreender a imagem corporal que o paciente faz de si mesmo e o que ele idealiza por meio da anamnese.
   V. deixar o paciente comprometido com o tratamento para otimizar os resultados.
   Assinale a alternativa correta.
   a) As afirmativas II, III, IV e V estão corretas.
   b) As afirmativas I, II, III e V estão corretas.
   c) As afirmativas II e IV estão corretas.
   d) As afirmativas I, II e V estão corretas.
   e) Todas as afirmativas estão corretas.

4. A comunicação é muito importante para o sucesso de qualquer negócio. Na estética, ela contribui para construir um elo de confiança na relação terapeuta/paciente. Para melhorar essa relação, o esteticista pode:
   I. criar metas para o tratamento e compartilhá-las com seu paciente.
   II. elogiar sempre, pois será uma palavra de incentivo.
   III. receber o paciente sempre com um abraço; todos vão gostar, homens e mulheres.
   IV. expor os problemas estéticos do paciente na primeira consulta, mesmo que sejam graves e ele fique constrangido.
   V. receber o paciente sempre com cordialidade e com um sorriso.
   a) As afirmativas I, II e III

estão corretas.
b) as afirmativas I, II, IV e V estão corretas.
c) as afirmativas I, II e V estão corretas.
d) as afirmativas III, IV e V estão corretas.
e) todas as afirmativas estão corretas.

5. A ansiedade é muito comum entre as pessoas, e o paciente de estética pode apresentar esse sentimento diante das alterações inestéticas que possui. Assinale a afirmativa correta em relação à abordagem que o esteticista pode adotar nessa situação:
   a) tratar o paciente sem se importar com o assunto, pois o esteticista tem que fazer seu trabalho de qualquer forma.
   b) realizar uma anamnese detalhada e explicar o que esperar do tratamento para tentar diminuir o limiar da ansiedade.
   c) dizer ao paciente que não vai ajudar em nada ficar ansioso e que ele deve mudar de atitude.
   d) não dar atenção a esse sentimento, pois a valorização dessa atitude só aumentará a ansiedade de algumas pessoas.
   e) como o paciente se apresenta muito ansioso com os resultados, diga que serão em curto prazo para diminuir o limiar da ansiedade.

Referências

BRASIL. Projeto de Lei PL 959/2003. Dispõe sobre a regulamentação das profissões de Técnico de Estética e de Terapeuta Esteticista. Brasília, DF. Disponível em: <http://www.camara.gov.br/proposicoesWeb/fichadetramitacao?idProposicao=114811>. Acesso em: 23 nov. 2017.

FEDERAÇÃO BRASILEIRA DOS PROFISSIONAIS ESTETICISTA. Código de ética profissional do esteticista (técnicos e tecnólogos). FEBRAPE, São Paulo, 2003. Disponível em: <http://febrapeestetica.blogspot.com.br/p/codigo-de-etica-profissional-do.html>. Acesso em: 23 nov. 2017.

VOLPI, C. Desenvolvimento de um aplicativo de gestão de clientes para auxiliar o gestor de uma clínica de estética. 23 f. 2009. Trabalho de Conclusão de Curso (Sistemas de Informação) - Universidade Regional de Blumenau, Blumenau, 2009. Disponível em: <http://campeche.inf.furb.br/tccs/2010-I/TCC2010-1-08-PR-CristineVolpi.pdf>. Acesso em: 23 nov. 2017.

Leituras recomendadas

BUGES, H. B.; BORSA, M. I. *Legislação aplicada à beleza*. Canoas: ULBRA, 2010.

CAPITÃO, C. G.; TELLO, R. R. Traço e estado de ansiedade em mulheres obesas. *Psicologia Hospitalar*, São Paulo. v. 2, n. 2, dez. 2004. Disponível em: <http://pepsic.bvsalud.org/scielo.php?script=sci_arttext&pid=S1677-74092004000200002>. Acesso em: 17 nov. 2017.

GERSON, J. Milady's. *Standard Esthetics Fundamentals*. 10. ed. São Paulo: Cengage Learning, 2011.

LAIS, R. M. S.; ARAÚJO, F. Q. *Ética profissional no contexto da estética e da beleza*. Curitiba: Universidade Tuiuti do Paraná, 2017. Disponível em: http://tcconline.utp.br/media/tcc/2017/06/ETICA-PROFISSIONAL.pdf>. Acesso em: 18 nov. 2017.

TACANI, R. E.; CAMPOS, M. S. M. P. A fisioterapia, o profissional fisioterapeuta e seu papel em estética: perspectivas históricas e atuais. *Revista Brasileira de Ciências da Saúde*, João Pessoa, v. 2, n. 4, jul./dez. 2004. Disponível em: <http://seer.uscs.edu.br/index.php/revista_ciencias_saude/article/viewFile/471/320>. Acesso em: 23 nov. 2017.

VIEIRA, F. N. M. *Mecanismos moleculares do envelhecimento cutâneo: dos cromossomos às rugas*. São Paulo: Artes Médicas, 2010.

Profissão do esteticista: atividades profissionais

Objetivos de aprendizagem

Ao final deste texto, você deve apresentar os seguintes aprendizados:

- Descrever o histórico da profissão de esteticista no Brasil.
- Entender a legislação que reconhece a profissão de esteticista.
- Identificar as atividades profissionais do esteticista.

Introdução

No Brasil, a profissão de esteticista é relativamente nova. Ela teve início na década de 1950 e, desde então, vem atraindo muitas pessoas, já que a estética é um mercado extremamente promissor. Mesmo em situações de crise econômica, é um setor que é pouco ou nada afetado.

Neste texto, você vai acompanhar o histórico da profissão no Brasil e seu processo de regulamentação. Além disso, você vai conhecer as atividades profissionais do esteticista.

Histórico da profissão de esteticista no Brasil

No Brasil, a estética teve início na década de 1950 com Anne Marie Klotz, brasileira filha de pais franceses, nascida em Natal, no Rio Grande do Norte. Depois de morar por um período no Brasil, a família Klotz retornou à França, onde Anne Marie aprendeu técnicas de estética (SCHMITZ; LAURENTINO; MACHADO, 2010; SUENAGA et al., 2012).

Segundo Winter (2001), anos depois Anne Marie decidiu retornar a sua terra natal e começou a trabalhar com estética, atendendo inicialmente amigos e conhecidos em domicílio. Muito rapidamente, as técnicas que Anne Marie aprendeu na Europa se popularizaram no Brasil.

Com a crescente demanda causada pelo sucesso das técnicas de estética, Anne Marie Klotz fundou duas fábricas: a France-Bel, que fornecia produtos cosméticos profissionais, e a Vigilex, que produzia aparelhagem específica. Anne criou também a primeira escola de estética do Brasil (SCHMITZ; LAURENTINO; MACHADO, 2010; WINTER, 2001).

> **Saiba mais**
>
> Antes da criação da Vigilex, utilizava-se no Brasil aparelhos estéticos desenvolvidos na França. A alta demanda possibilitou a implementação da fábrica, que foi a primeira empresa de eletroestética do Brasil (ROSSI, 2013; SCHMITZ; LAURENTINO; MACHADO, 2010; WINTER, 2001).

Nos anos 1960, houve um *boom* no número de profissionais formados por Anne Marie Klotz. Por causa disso, para tentar organizar as atividades dessa nova profissão, foi criada a Federação Brasileira de Estética e Cosmética (FABECO).

Outro nome importante para a estética brasileira, segundo Rossi (2013), foi Waldtraud Ritter Winter, que trouxe a técnica de drenagem linfática para o Brasil, uma das mais utilizadas por esteticistas e uma das campeãs de procura pelos clientes.

> **Saiba mais**
>
> Waldtraud Ritter Winter foi uma esteticista austríaca, naturalizada brasileira, que aprendeu a técnica de drenagem linfática manual com o próprio criador da técnica, Emil Vodder (ROSSI, 2013).

De acordo com Schmitz, Laurentino e Machado (2010), nos anos 1970 foi realizado o primeiro curso de eletroterapia aplicada à estética, criado por João da Matta e Silva Júnior, proprietário de uma indústria voltada ao ramo da estética. O grande diferencial foi a adaptação e a colocação dos equipamentos em maletas, tática muito utilizada até hoje, principalmente com os equipamentos de estética facial relacionados à limpeza de pele.

Até os anos 2000, existiam apenas cursos técnicos (profissionalizantes) ou livres na área de estética. Segundo Rossi (2013), em 2002 foi autorizado pelo Ministério da Educação o curso superior de Tecnologia em Estética e Cosmética. Hoje, existem vários cursos desse tipo, bem como outros cursos de graduação do tipo bacharelado. Ainda conforme Rossi (2013), em 2005, o número de esteticistas com diploma de nível superior já era bastante significativo, e por isso foi criada a primeira pós-graduação em Estética.

> **Fique atento**
>
> Segundo o Ministério da Educação (BRASIL, 2017c), os cursos de tecnologia são graduações de nível superior oferecidas por universidades públicas e privadas de todo o Brasil. Para ingressar neste curso, é necessário ter concluído o ensino médio. As diferenças básicas entre cursos de tecnologia e cursos do tipo bacharelado são a duração e a grade curricular. Os cursos que formam tecnólogos têm uma duração menor e são mais focados em disciplinas práticas (BRASIL, 2017c).

Após o grande fortalecimento da atuação dos esteticistas, começaram os movimentos de reconhecimento e regularização da profissão. Apesar de o profissional esteticista ser reconhecido em território nacional, a regulamentação ainda está sendo discutida, segundo os autores Rossi (2013) e Schmitz, Laurentino e Machado (2010).

Legislação sobre a profissão de esteticista

A profissão de esteticista no Brasil é relativamente nova, e por isso são necessários processos de reconhecimento e regulamentação. Como você viu até aqui, a profissão passou por diversas transformações com o passar dos anos. Entretanto, o primeiro projeto de lei que visava a regulamentação foi criado apenas em 2003 (Projeto de Lei 959/2003).

De acordo com o Portal da Câmara dos Deputados ([2017]) o objetivo do projeto era elencar as atividades do técnico e do tecnólogo e exigir a qualificação e a capacitação para atuar na área. Nesse projeto, estava previsto que apenas portadores de certificados de cursos técnicos ou de diplomas de tecnólogo em Estética e Cosmética poderiam exercer a profissão. Dessa forma, apenas cursos reconhecidos pelo Ministério da Educação poderiam servir como qualificação para novos esteticistas. Além disso, a proposta de legislação assegurava o direito a profissionais sem diploma e certificado, contanto que estivessem trabalhando há pelo menos 5 anos na área. Infelizmente, este projeto foi arquivado.

> **Link**
>
> Conheça o Projeto de Lei 959/2003 (CÂMARA DOS DEPUTADOS, [2017]), que visava a regulamentação da profissão de esteticista:
>
> https://goo.gl/q52CBm

Com o significativo número de profissionais entrando no mercado, uma maneira de organizar a profissão foi por meio do registro em outros órgãos, como o Ministério do Trabalho e Emprego que, por meio da CBO – Classificação Brasileira de Ocupações, trata do reconhecimento de profissões no mercado de trabalho BRASIL, 2017b).

Além deste órgão, temos o Ministério da Educação, no qual cursos técnicos e superiores de estética são classificados na área da saúde. De acordo com o Ministério da Educação ([s.d.]), para que um indivíduo seja técnico ou tecnólogo são exigidas no mínimo 1200 e 2400 horas de curso, respectivamente.

Apesar do reconhecimento por parte do Ministério da Educação e do Ministério do Trabalho e Emprego, a regulamentação da profissão ainda é necessária. Para tal, é preciso uma lei, que deve ser formulada pelo Congresso Nacional e, depois, sancionada pelo presidente.

Para auxiliar no processo de reconhecimento e regularização da profissão, foi criada em 07 de julho de 2003 a Federação Brasileira dos Profissionais Esteticistas, a FEBRAPE. Essa instituição defende que é necessário um mínimo de qualificação para atuar na área, visto que profissionais desqualificados podem causar danos à sociedade. Ainda segundo a FEBRAPE (FEDERAÇÃO BRASILEIRA DOS PROFISSIONAIS ESTETICISTAS, 2015), é necessário conhecimento de disciplinas básicas da área da saúde como Histologia, Anatomia, Fisiologia e Bioquímica para a atuação na área da estética.

Após quase 10 anos de luta, em 2012, a profissão esteticista foi reconhecida através da Lei 12.592, que dispõe sobre o exercício das atividades profissionais. Essa legislação não diz respeito somente aos esteticistas, mas também aos cabeleireiros, barbeiros, manicures, pedicuros, depiladores e maquiadores. Dessa forma, não existe mais informalidade para essas profissões no Brasil, e os profissionais têm seus direitos assegurados. Além disso, segundo o artigo, esses profissionais devem obedecer às normas sanitárias, efetuando a esterilização dos materiais utilizados; isto é, devem seguir o Sistema Nacional de Vigilância Sanitária, coordenado pela Agência Nacional de Vigilância Sanitária (ANVISA).

Embora essa lei tenha sido um grande avanço, ela não dispõe sobre a qualificação e capacitação do profissional esteticista. Na verdade, o artigo que trazia essa parte foi vetado pelo presidente.

Link

Conheça a Lei 12.592/2012 (BRASIL, 2012), que dispõe sobre o exercício das atividades profissionais de cabeleireiro, barbeiro, esteticista, manicure, pedicure, depilador e maquiador no Brasil:

https://goo.gl/oZcoa1

Saiba mais

O artigo vetado da Lei 12.592/2012, de 18 de janeiro de 2012, ordenava um mínimo de capacitação para exercer a profissão de esteticista: ter ensino fundamental completo ou estar trabalhando na área há pelo menos um ano. Apesar de a qualificação exigida ser mínima, o artigo não foi sancionado pelo presidente.

Em 2015, outro projeto de lei para regulamentar a profissão de esteticista foi criado: o PL 2332/15, coordenado pela deputada Soraya Santos. Nele, consta uma legislação muito mais completa, contendo a qualificação mínima exigida, as competências e as considerações éticas da profissão. Por fim, há também normas relacionadas à biossegurança e à legislação sanitária.

> **Link**
>
> Conheça o Projeto de Lei 2332/2015 (CÂMARA DOS DEPUTADOS, [2017]):
>
> https://goo.gl/pbXwG9

Este projeto foi aprovado pela Câmara dos Deputados em 2016, e está sob apreciação do Senado, agora sob a identificação Projeto de Lei do Senado (PLS) 77/2016 (BRASIL, 2016). Segundo a nova legislação, para ser considerado habilitado como técnico em estética, o profissional deve possuir certificado emitido por instituição regular no Brasil ou no exterior. Para ser considerado esteticista, é necessário ter graduação de nível superior em instituição brasileira ou estrangeira. Caso a qualificação tenha sido realizada fora do território nacional, deve-se reconhecer o diploma ou certificado. Para os profissionais que não possuem curso técnico e/ou superior de estética, a nova lei assegurará o exercício da profissão desde que comprovem que trabalham com estética há pelo menos dois anos.

A grande diferença entre técnico e tecnólogo perante a lei é que o tecnólogo poderá exercer atividade docente.

Segundo o Portal da Câmara dos Deputados ([2017]), o projeto de lei também prevê as competências do profissional esteticista, dentre as quais podemos citar: planejar e aplicar tratamentos em disfunções estéticas faciais, corporais e capilares. Até a aprovação no senado e a sanção do presidente, ainda não há regulamentação da profissão.

Neste tópico, você conheceu a legislação relacionada à profissão de esteticista e um pouco da história da luta dos profissionais esteticistas para reconhecer e regularizar a profissão.

Áreas de atuação do profissional de estética

De acordo com a CBO 3221-30 da profissão de esteticista (BRASIL, 2017a) o profissional que tem curso técnico ou tecnólogo em estética reconhecido pelo Ministério da Educação é capaz de aplicar procedimentos terapêuticos manipulativos, energéticos e vibracionais para tratamentos de moléstias psico-neuro-funcionais, músculo-esqueléticas e energéticas. Para tanto, avalia disfunções fisiológicas, sistêmicas, energéticas e vibracionais por meio de métodos das medicinas oriental e convencional. Recomenda a seus pacientes/clientes a prática de exercícios e o uso de essências florais e medicamentos fitoterápicos com o objetivo de reconduzir ao equilíbrio energético, fisiológico e psico-orgânico.

Levando em consideração a grade curricular de cursos de bacharelado e tecnólogo, segundo o Ministério da Educação (BRASIL, 2017c), o profissional esteticista pode atuar nas áreas de estética facial, corporal e capilar, além de maquiagem, SPA e gestão.

Na estética facial, o profissional esteticista pode tratar flacidez, manchas superficiais e rugas, realizando hidratações, limpezas de pele e *peelings* cosméticos industrializados e/ou mecânicos. Já na estética corporal, pode tratar gordura localizada, celulite, estrias e flacidez por meio de técnicas como drenagem linfática, termoterapia, crioterapia, massagem estética e vacuoterapia. Além disso, o profissional de estética é capaz de tratar disfunções capilares, como a queda de cabelo. Também é possível trabalhar com visagismo, a arte de criar uma imagem pessoal, segundo o Blog oficial do Senac SC (2014).

Esteticistas de todo o Brasil podem utilizar cosméticos e equipamentos estéticos para aplicar suas técnicas, desde que eles estejam registrados na Anvisa. Além disso, devem ser seguidas as regulamentações de vigilância sanitária e biossegurança, que são coordenadas também pela Anvisa.

Segundo a nova legislação e o código de ética da profissional esteticista, é vedado o uso de técnicas que injetam quaisquer substâncias, ou seja, trabalhar com material pérfuro-cortante, como agulhas, bem como a prescrição de ativos cosméticos manipulados.

Os locais de atuação são os mais diversos, como salões de beleza, SPAs, academias e até mesmo consultórios médicos, neste último auxiliando principalmente em procedimentos pós-cirurgias plásticas (SENAC SC, 2014).

Quanto ao perfil desejado do profissional esteticista, é fundamental que goste de trabalhar com o público. Somado a isso, é necessário ter boa comunicação, autocontrole, atenção a detalhes e paciência, de acordo com o Blog oficial do Senac SC (2014).

Neste item, você conheceu as principais atividades do profissional esteticista e as exigências para o exercício da profissão.

Exercícios

1. Sobre as áreas de atuação do profissional esteticista, é correto afirmar que:
   a) os esteticistas podem aplicar ácidos para peelings comprados em farmácias de manipulação.
   b) a drenagem linfática pós-operatória é vetada aos esteticistas.
   c) esteticistas não podem trabalhar em clínicas médicas.
   d) um local de atuação para esteticista são os salões de beleza.
   e) o profissional esteticista só pode fazer uso de técnicas manuais.

2. O reconhecimento da profissão de esteticista ocorreu devido à Lei 12.592/2012. De acordo com essa legislação, podemos afirmar que:
   a) ela diz respeito apenas a profissionais esteticistas.
   b) apesar de reconhecer a profissão, não há artigos na lei sobre normas de vigilância sanitária.
   c) o artigo da lei que dizia respeito à capacitação foi vetado.
   d) a lei criou o dia do profissional esteticista.
   e) criou-se a Sociedade dos Esteticistas.

3. É correto afirmar, sobre o Projeto de Lei do Senado 77/2016, que:
   a) técnicos, tecnólogos e bacharéis terão as mesmas atividades.
   b) será exigida a qualificação para novos profissionais.
   c) fica vedada a estética capilar para esteticista.
   d) não serão aceitos profissionais formados no exterior.
   e) somente profissionais formados em curso técnico e/ou de nível superior poderão atuar na área.

4. A profissão de esteticista no Brasil iniciou-se na década de 1950 e progrediu desde então. Qual é a alternativa correta sobre o histórico da atividade profissional de esteticista no Brasil?
   a) a Federação Brasileira de Estética e Cosmética foi criada nos anos 1980.
   b) Waldtraud Ritter Winter trouxe a estética para o Brasil na década de 1950.
   c) cursos de eletroestética para esteticistas tiveram grande avanço na década de 1970.
   d) o primeiro curso de nível superior de estética foi criado nos anos 1960.
   e) a primeira fábrica de equipamentos eletroestéticos no Brasil foi criada nos anos 2000.

5. Uma cliente procura um profissional esteticista porque está insatisfeita com seu corpo. A sua queixa principal é gordura localizada e manchas superficiais no rosto. O esteticista propõe um

tratamento injetável para o corpo e um *peeling* químico cosmético para o rosto. Analise o caso e assinale a alternativa correta.
a) os dois procedimentos são viáveis para a prática profissional do esteticista.
b) esteticistas só podem realizar *peelings* com prescrição médica.
c) o uso de injetáveis é liberado desde que tenha orientação médica.
d) o *peeling* químico é uma opção dentro da área de atuação da profissional.
e) o esteticista ainda poderia prescrever um ativo manipulado como *homecare*.

Referências

BRASIL. CBO 322130 - Esteticista. Brasília, DF :*Classificação Brasileira de Ocupações*, 2017a. Disponível em: <http://www.ocupacoes.com.br/cbo-mte/322130-esteticista>. Acesso em: 14 ago. 2017.

BRASIL. *Classificação Brasileira de Ocupações CBO*. Brasília, DF, 2017b. Disponível em: <http://www.mtecbo.gov.br/cbosite/pages/pesquisas/BuscaPorTitulo.jsf>. Acesso em: 14 ago. 2017.

BRASIL. *Lei nº 12.592*, de 18 de janeiro de 2012. Dispõe sobre o exercício das atividades profissionais de Cabeleireiro, Barbeiro, Esteticista, Manicure, Pedicure, Depilador e Maquiador. Brasília, DF, 2012. Disponível em: <http://www.planalto.gov.br/ccivil_03/_ato2011-2014/2012/lei/l12592.htm>. Acesso em: 18 set. 2017.

BRASIL. *Ministério da Educação*. Brasília, DF, 2017c. Disponível em: <https://www.mec.gov.br/>. Acesso em: 14 ago. 2017.

BRASIL. Senado Federal. *Projeto de Lei da Câmara nº 77, de 2016*. Brasília, DF, 2016. Disponível em: <http://www25.senado.leg.br/web/atividade/materias/-/materia/127527: Acesso em: 14 ago. 2017.

CÂMARA DOS DEPUTADOS. *Projetos de Lei e outras proposições*. Brasília, DF, [2017]. Disponível em: <http://www.camara.gov.br/proposicoesWeb/fichadetramitacao?idProposicao=114811>. Acesso em: 14 ago. 2017

FEDERAÇÃO BRASILEIRA DOS PROFISSIONAIS ESTETICISTAS. *Entidades dos Esteticistas Brasileiros*. FEBRAPE. São Paulo, 2015. Disponível em: <http://febrapeestetica.blogspot.com.br/>. Acesso em: 15 ago. 2017.

ROSSI, R. F. Diagnóstico dos parâmetros legais e normativos da carreira da estética no Brasil: abordagem histórica da profissão. 31 f., 2013. *Monografia (Curso de Especialização em Estética Integral)* - Universidade Gama Filho, São Paulo, 2013.

SCHMITZ, D. S.; LAURENTINO, L.; MACHADO, M. *Estética facial e corporal: uma revisão bibliográfica*. Balneário Camburiú: UNIVALI, 2010.

SENAC SC. *Descubra em quais áreas um profissional de Estética e Cosmética pode atuar*. Blog oficial do Senac SC, Florianópolis, 2014. Disponível em: <http://blog.sc.senac.br/descubra-em-quais-areas-um-profissional-de-estetica-e-cosmetica-pode-atuar/>. Acesso em: 14 ago. 2017.

SUENAGA, C. et al. *Conceito, beleza e contemporaneidade*: fragmentos históricos no decorrer da evolução estética. Trabalho de Conclusão de Curso (Cosmetologia e Estética) - Universidade Federal do Vale do Itajaí, Itajaí, 2012.

WINTER, W. R. *Eletrocosmética*. 3. ed. Rio de Janeiro: Vida Estética, 2001.

Procedimentos estéticos faciais e corporais

Objetivos de aprendizagem

Ao final deste texto, você deve apresentar os seguintes aprendizados:

- Descrever procedimentos estéticos faciais.
- Diferenciar procedimentos estéticos corporais.
- Interpretar técnicas de permeação de cosméticos.

Introdução

O profissional esteticista é capaz de tratar disfunções estéticas faciais e corporais usando procedimentos que visam a minimizar ou eliminar características indesejáveis.

Neste texto, você aprenderá a identificar e descrever os principais procedimentos estéticos faciais e corporais. Além disso, vai conhecer técnicas utilizadas para permeação de cosméticos sem o uso de injetáveis.

Procedimentos estéticos faciais

O esteticista pode tratar disfunções estéticas faciais por meio de procedimentos como limpeza de pele e *peelings*, de acordo com o Código de Ética do Profissional Esteticista (ASSOCEMSP, 2014). Abaixo segue a descrição de cada técnica, conforme Schmitz, Laurentino e Machado (2010).

Peelings para esteticistas

A técnica de *peeling* se baseia na aplicação de agentes de esfoliação que removem ou causam destruição das camadas da pele, seguida da regeneração. Os *peelings* podem ser químicos ou mecânicos, sendo que o primeiro faz uso de ácidos e o segundo utiliza um equipamento para fazer a esfoliação. De acordo com Kede e Sabatovich (2004), esses procedimentos são indicados para suavizar acne, manchas e rugas.

Segundo El-Tonsy, El-Din e Kamal (2014), a primeira descrição de procedimentos de abrasão da pele remonta ao Egito Antigo, onde eram utilizados lixas e leite azedo para fazer a remoção das camadas superficiais da pele, melhorando o seu aspecto.

Os profissionais esteticistas podem fazer uso de ***peelings* químicos** adquirindo produtos industrializados contendo ácidos de baixa concentração de empresas com registro na Anvisa. Segundo o Código de Ética do Profissional Esteticista (ASSOCEMSP, 2014), não é competência do profissional fazer a prescrição de ácidos e comprá-los em farmácias de manipulação. Para realizar o procedimento de *peeling* químico, o esteticista deve seguir os passos propostos pelo fabricante.

Segundo Coelho e Oliveira (2014), para fazer ***peelings* físicos** é necessário usar equipamentos específicos para a microdermoabrasão, que possibilitam as técnicas de ***peeling* de diamante** (Figura 1) e ***peeling* de cristal**. A primeira técnica faz a esfoliação como uso de uma ponteira diamantada. As células mortas das camadas superficiais ficam no próprio equipamento, uma vez que ele apresenta uma válvula de escape com pressão negativa. Já o *peeling* de cristal usa uma ponteira que se divide em duas: uma para projetar os cristais (que na verdade são cristais de óxido de alumínio) e outra que faz a sucção e a remoção das células mortas. De acordo com Kede e Sabatovich (2004), ambos os equipamentos devem ser higienizados antes e depois do uso.

Por fim, é fundamental salientar, a partir do Código de Ética do Profissional Esteticista (ASSOCEMSP, 2014), que profissionais esteticistas podem realizar *peelings* que atinjam apenas a camada mais superficial da pele (epiderme).

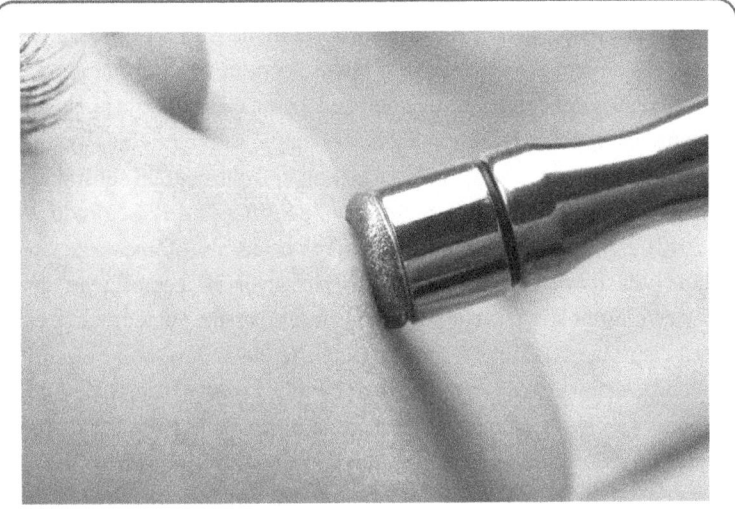

Figura 1. *Peeling* de diamante. Destaque para a ponteira diamantada, que faz a esfoliação da pele.
Fonte: Tcsaba / Shutterstock.com

Limpeza de pele

Esta é uma das técnicas mais procuradas tanto por homens como por mulheres em centros estéticos. Segundo Mukhopadhyay (2011) e Walters et al. (2012), o objetivo da **limpeza de pele**, de modo geral, é reduzir o sebo e as células mortas e controlar o microbioma da pele. Uma indicação dessa técnica é o controle da acne, na forma tanto de espinhas quanto de comedões (também conhecidos como cravos) (Figura 2).

Relatos históricos mostram que a limpeza de pele é uma técnica bastante antiga. No período pré-histórico, por exemplo, usava-se um pedaço de osso ou pedra para raspar a pele. Civilizações posteriores usaram materiais de origem vegetal, juntamente com água, para a limpeza.

Um item muito importante para esse tipo de técnica é o sabonete. Segundo Draelos (2011), a primeira menção à fabricação de sabonete se deu na Suméria, aproximadamente no ano 2000 a.C. De acordo com Mukhopadhyay (2011), o médico grego Galen (130–200d.C.) e o químico Gabiribne Hayyan, do século VIII, foram os primeiros a escrever sobre o uso de sabão como agente de limpeza do corpo.

No que diz respeito ao protocolo propriamente dito da limpeza de pele, inicialmente devemos verificar se o cliente está utilizando maquiagem; se estiver, devemos aplicar um agente demaquilante. Caso contrário, podemos ir direto para a etapa de **higienização**. Nessa etapa, são removidas as sujidades da pele utilizando-se loção de limpeza (sabonete), que contém substâncias surfactantes ou detergentes, conforme Kottner e Surber (2016). Segundo Walters et al. (2012), estas substâncias solubilizam materiais hidrofóbicos (que não têm afinidade pela água), como o sebo. O próximo passo é a **esfoliação**, que visa remover células mortas das camadas superiores da pele. Denomina-se camada córnea a camada mais superficial da epiderme, onde deve atuar a esfoliação.

Depois da esfoliação é realizada a **emoliência**, que tem como objetivo deixar a pele mais flexível e suave, com o uso de uma loção. Nessa fase, também se recorre ao calor (que pode ser gerado por meio do vapor de ozônio) para a abertura de poros. Esse passo é fundamental para a próxima parte da limpeza de pele, que é a **extração**. Com os poros dilatados, torna-se mais fácil extrair espinhas e comedões. A extração pode ser realizada com dois algodões, um em cada mão (Cursos Online SP [2017]).

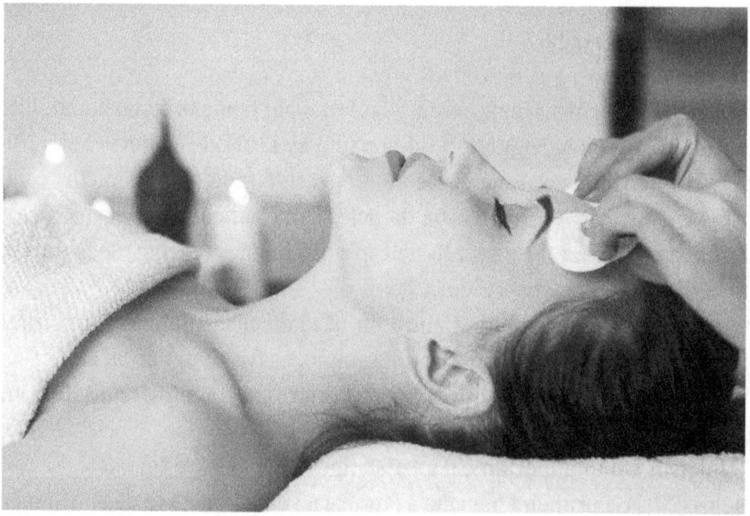

Figura 2. Limpeza de pele. Note que o profissional está usando dois algodões para fazer a extração de espinhas e comedões da cliente.
Fonte: DashaPetrenko/Shutterstock.com

Logo em seguida, usamos um equipamento de alta frequência que tem **efeito cicatricial e** bactericida. Como na fase de extração ocorre extravasamento do conteúdo inflamatório de comedões e espinhas, este passo é de extrema importância, segundo Martins et al. (2012). Em seguida, usamos um **tonificante** para equilibrar o pH e uma **máscara calmante** para reduzir a possível vermelhidão da pele causada pela extração. Por fim, segundo Cursos Online SP [2017]e Locher (2016), é importante que se aplique **filtro solar** sobre a pele do cliente.

Procedimentos estéticos corporais

O profissional esteticista também pode fazer o tratamento de disfunções estéticas corporais por meio de procedimentos como drenagem linfática e do uso de equipamentos eletroestéticos, de acordo com o Código de Ética do Profissional Esteticista (ASSOCEMSP, 2014) e Schmitz, Laurentino e Machado (2010). Abaixo, segue a descrição de cada técnica.

Drenagem linfática

A técnica de **drenagem linfática** é fundamentada nos seguintes conceitos, segundo Chikly (2005) e Vairo et al. (2009): estimular o sistema linfático por meio de um aumento na circulação linfática, agilizar a remoção de resíduos bioquímicos dos tecidos corporais e melhorar a dinâmica dos fluidos corporais. Dessa forma, essa técnica é utilizada quando ocorrem situações de **retenção de líquidos**, como no pós-operatório de cirurgias plásticas e na gestação, e também como adjuvante no tratamento da **celulite**.

A história deste procedimento se iniciou nos anos 1930, segundo Lesho (1999), quando Emil Vodder e EstridVodder verificaram que pacientes com resfriados crônicos tinham inchaço de gânglios linfáticos. Como não havia o entendimento do sistema linfático na época, o casal iniciou os estudos sobre esse assunto. Eles, então, desenvolveram uma técnica usando movimentos manuais leves e rítmicos para promover o movimento linfático, diminuindo edemas.

Para a realização da drenagem linfática, segundo Kede e Sabatovich (2004), inicialmente, deve-se fazer o **estímulo dos linfonodos** (ou gânglios linfáticos) por meio de movimentos circulares leves com os dedos. Em seguida, movimentos de pressão delicada e rítmica estimulam o fluxo linfático, conduzindo a linfa para a região dos linfonodos. Cabe lembrar que todos os movimentos da drenagem são muito leves (Figura 3).

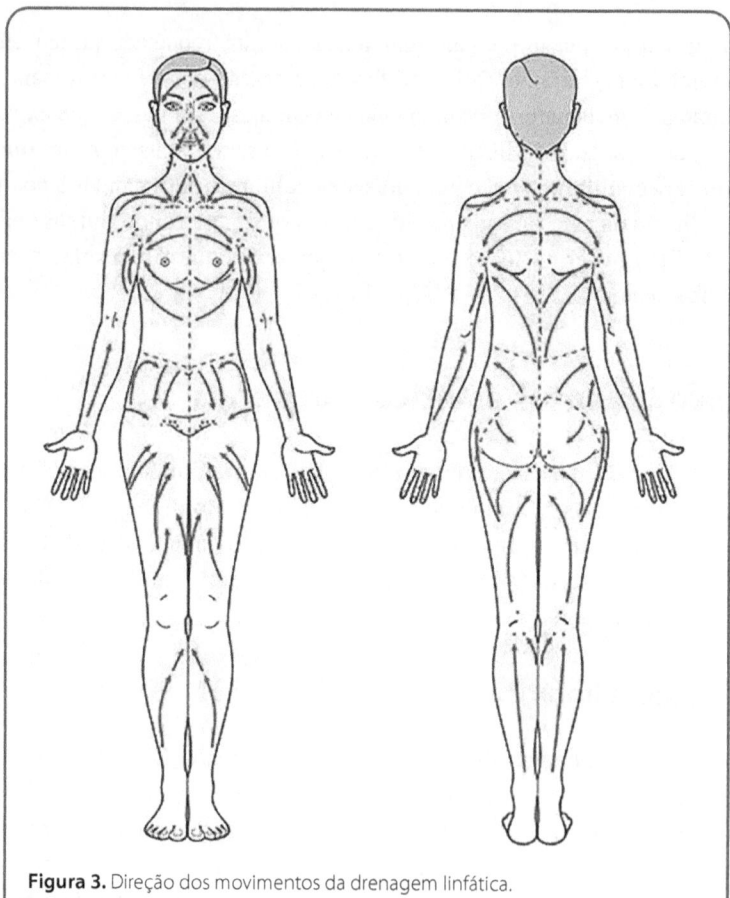

Figura 3. Direção dos movimentos da drenagem linfática.
Fonte: Polishop [2017].

Eletroestética

De acordo com o Código de Ética do Profissional Esteticista (ASSOCEMSP, 2014), o profissional de estética pode utilizar equipamentos de **eletroestética**, como a radiofrequência, o ultrassom e a corrente russa, para tratar flacidez cutânea e muscular, gordura localizada e celulite.

A **radiofrequência** é um tipo de radiação eletromagnética. Ela atua na pele causando uma elevação da temperatura na região tratada no momento da aplicação, sendo utilizada para o tratamento de flacidez dérmica e celulite (Figura 4).

No tratamento para flacidez dérmica, segundo Hantash et al. (2009), aumentamos a temperatura da superfície cutânea a ± 40°C para promover a retração (diminuição) do colágeno, e consequentemente estimular a produção dessa proteína, aumentando o **tônus dérmico**. Além disso, o aumento da temperatura gera vasodilatação, melhorando o aporte nutricional do tecido. Para o tratamento da celulite, é indicado que se aumente a temperatura da superfície tratada somente até ± 36°C para evitar a formação de fibroses.

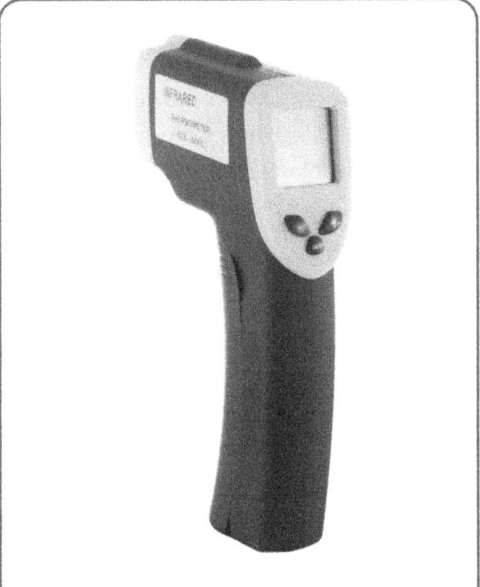

Figura 4. O uso do termômetro infravermelho é fundamental para a técnica de radiofrequência. A elevação da temperatura deve ser controlada: a pele deve atingir entre 36°C e 38°C para o tratamento de celulite e 40°C e 42°C para o tratamento de flacidez.
Fonte: Marina_Po/Shutterstock.com

De acordo com Arcari, Henschel e Lacerda (2010) e Kede e Sabatovich (2004), o **ultrassom** é uma onda mecânica com vibrações de 3Mz (o permitido para esteticistas) que quando aplicada sob a pele pode ter efeito térmico ou mecânico. Dessa forma, pode haver aumento da temperatura na superfície onde o ultrassom é aplicado, aumentando o aporte sanguíneo por vasodilatação. Já o efeito mecânico se dá pela vibração provocada pelas ondas ultrassônicas, que pode romper fibroses de celulite e causar abertura das células de gordura (lipólise). Por isso, este procedimento é indicado para tratamento de **gordura localizada** e **celulite** (ARCARI; HENSCHEL; LACERDA,2010; KEDE; SABATOVICH, 2004).

Por fim, outro equipamento utilizado é a **corrente russa**, que tem o objetivo de combater a **flacidez muscular** por meio de uma estimulação elétrica no músculo que se deseja tratar, de acordo Kede e Sabatovich (2004).

Técnicas para permeação de cosméticos

As técnicas que aumentam a taxa de absorção de cosméticos são importantes para potencializar resultados; são elas a iontoforese e a eletroporação. Essas técnicas são não invasivas e indolores, podendo ser utilizadas pelos esteticistas.

Iontoforese

A **iontoforese** é uma técnica que usa uma corrente elétrica para permear cosméticos que tenham carga elétrica (positiva e negativa).

Na prática, segundo Dhote et al. (2012), se você colocar um ativo com carga positiva sob a superfície cutânea, por exemplo, o eletrodo do aparelho de iontoforese chamado ativo deve ter a mesma carga do cosmético (positiva). O outro eletrodo, chamado de passivo, terá carga negativa, completando o circuito. Quando ligamos o aparelho, o ativo de carga positiva será repelido na região do eletrodo, entrando na pele. Uma vez na parte interna, ele é atraído para o outro eletrodo de carga negativa.

Fique atento

Lembre-se de que as cargas iguais se repelem, enquanto as cargas diferentes se atraem.

Eletroporação

A **eletroporação**, segundo Iorio, Stasi e Borges (2007), se baseia na aplicação sob a pele de pulsos curtos (de microssegundos a milissegundos) de alta voltagem, que ultrapassam a barreira da membrana celular, aumentando a permeação de cosméticos.

Quando aplicados os pulsos, ocorre um rearranjo da membrana (estrutura que circunda as células), e ela se torna permeável a moléculas exógenas. Esse processo leva à formação de **canais temporários** (poros). É importante lembrar, segundo Vianna, Silva e Hamerski (2010), que essa técnica não altera a fisiologia, pois os poros formados têm **duração curta**.

Dessa forma, a eletroporação permite a absorção de fármacos hidrossolúveis e lipossolúveis. Além disso, não é necessária corrente positiva ou negativa, diferente da iontoforese.

Exercícios

1. O *peeling* é um procedimento usado pelos esteticistas para tratamento de acne, manchas e rugas. Sobre ele, é correto afirmar que:
   a) é uma técnica que surgiu nos anos 2000.
   b) o *peeling* de cristal é um exemplo de *peeling* químico.
   c) o *peeling* de diamante faz esfoliação com óxido de alumínio.
   d) o *peeling* químico usado pelos esteticistas não precisa de registro na Anvisa.
   e) o *peeling* de cristal tem uma ponteira com duas aberturas.

2. O procedimento de limpeza de pele é um campeão de procura nos centros estéticos. Leia as alternativas a seguir e assinale a correta a respeito dessa técnica.
   a) A ordem correta para retirar espinhas e cravos é fazer a extração seguida de emoliência.
   b) A higienização da pele, primeiro passo da limpeza de pele, remove as células mortas.
   c) A máscara calmante tem efeito bactericida.
   d) Pode ser usada para controle da acne.
   e) Os cosméticos utilizados independem do tipo de pele.

3. A drenagem linfática é usada para diminuição do inchaço e de edemas. Assinale a alternativa correta sobre a técnica.
   a) É utilizada também para tratamento de celulite e gordura localizada.
   b) Os movimentos de massagem são vigorosos.
   c) É realizada condução da linfa para os gânglios linfáticos.

d) Foi originada nos anos 90 pelo casal Vodder.
e) Não tem ação na dinâmica dos fluidos corporais.

4. A eletroestética é uma área que auxilia nos tratamentos das disfunções estéticas, potencializando resultados. Leia as alternativas abaixo e assinale a correta.
a) A radiofrequência pode atuar tratando a flacidez muscular.
b) O ultrassom de 1 MHz é usado pelos esteticistas.
c) A corrente russa usa estímulo elétrico para tratar flacidez muscular.
d) O efeito mecânico do ultrassom se dá por aumento de temperatura.
e) A vasoconstrição é um efeito da radiofrequência.

5. Técnicas que causam permeação de cosméticos são excelentes para tratar qualquer tipo de disfunção estética, sendo a iontoforese e a eletroporação exemplos delas. Assinale a alternativa correta sobre essas técnicas.
a) Na eletroporação, o cosmético é ionizado.
b) Essas técnicas são utilizadas somente para tratamentos faciais.
c) Na iontoforese, não importa se o cosmético tem carga negativa ou positiva.
d) A eletroporação leva à formação de poros permanentes na pele.
e) A eletroporação e a iontoforese usam agulhas para permear cosméticos.

Referências

ARCARI, B. G.; HENSCHEL, M. T.; LACERDA, F. O ultra-som terapêutico no tratamento da lipodistrofia localizada. Balneário Camburiú: UNIVALI, 2010.

ASSOCEMSP. *Código de Ética do Profissional Esteticista*. São Paulo: Mundo Estética, 2014. Disponível em: <https://www.mundoestetica.com.br/dicas/codigo-de-etica-dos-profissionais-de-estetica/>. Acesso em: 14 ago. 2017.

CHIKLY, B. J. Manual Techniques Addressing the Lymphatic System: Origins and Development. *The Journal of the American Osteopathic Association*, Chicago, v. 105, n. 10, p. 457–464, 1 out. 2005.

CURSOS ONLINE SP. Curso Estética Facial. São Paulo, [2017]. Disponível em: <http://www.cursosonlinesp.com.br/product_downloads/f/SP%20-%20Curso%20Estetica%20Facial.pdf>. Acesso em: 19 set. 2017.

COELHO, F. P. M.; OLIVEIRA, S. P. *Sequelas de acne na face amenizadas pelos benefícios da microdermoabrasão*. Trabalho de conclusão de curso (MBA em Estética Clínica Avançada e Cosmetologia) – Universidade Tuiuti do Paraná, Curitiba, 2014.

DHOTE, V. et al. Iontophoresis: a potential emergence of a transdermal drug delivery system. *Scientia pharmaceutica*, Basel, v. 80, n. 1, p. 1–28, 2012.

DRAELOS, Z. K. *Cosmetics and dermatological problems and solutions*: a problem based approach. London: Informa Healthcare, 2011.

EL-TONSY, M. H.; EL-DIN, W. H.; KAMAL, M. Aesthetic Dermatology in Acient Egypt. Egyptian *Dermatology Online Journal*, v. 10, n. 2, 2014.

HANTASH, B. M. et al. Bipolar fractional radiofrequency treatment induces neoelastogenesis and neocollagenesis. *Lasers in Surgery and Medicine*, New York, v. 41, n. 1, p. 1–9, jan. 2009.

IORIO, F. F.; STASI, C. A.; BORGES, F. S. Eletroporação: uma revisão. *Revista Fisioterapia Ser*, Curitiba, v. 2, n. 2, abr./jun. 2007.

KEDE, M. P. V.; SABATOVICH, O. Dermatologia estética. São Paulo: Atheneu, 2004.

KOTTNER, J.; SURBER, C. Skin care in nursing: A critical discussion of nursing practice and research. *International Journal of Nursing Studies*, London, v. 61, p. 20–28, set. 2016.

LESHO, E. P.; P., E. An overview of osteopathic medicine. *Archives of family medicine*, Stanford, v. 8, n. 6, p. 477–84, 1999.

LOCHER, W. Cosmetic Medicine: Innovative Beauty Care as Popular Medicine in Days Gone By. *Facial Plastic Surgery*, Chicago, v. 32, n. 3, p. 245–252, 1 jun. 2016.

MARTINS, A. et al. Efeito bactericida do gerador de alta frequência na cultura de Staphylococcus aureus. *Fisioterapia e Pesquisa*, São Paulo, v. 19, n. 2, p. 153–157, jun. 2012.

MUKHOPADHYAY, P. Cleansers and their role in various dermatological disorders. *Indian journal of dermatology*, Kolkata, v. 56, n. 1, p. 2–6, jan. 2011.

POLISHOP. Conheça os benefícios da drenagem linfática. *Blog da Poli*, São Paulo, [2017]. Disponível em: <http://blog.polishop.com/drenagem-linfatica-funciona-mesmo/?utm_source=outbrain&utm_medium=cpc&utm_campaign=160912_conteudo_spindoctor>. Acesso em: 21 set. 2017.

SCHMITZ, D. S.; LAURENTINO, L.; MACHADO, M. *Estética facial e corporal:* uma revisão bibliográfica. Balneário Camburiú: UNIVALI, 2010.

VAIRO, G. L. et al. Systematic review of efficacy for manual lymphatic drainage techniques in sports medicine and rehabilitation: an evidence-based practice approach. *The Journal of manual & manipulative therapy*, London, v. 17, n. 3, p. e80-9, 2009.

VIANNA, D. R.; SILVA, B. V.; HAMERSKI, L. Eletroporação e Iontoforese para Liberação de Fármacos Através da Pele ElectroporationandIontophoretic for Drug Delivery AcrosstheSkin. Revista Virtual Química, Niterói, v. 2, n. 4, p. 271–279, 2010.

WALTERS, R. M. et al. Cleansing formulations that respect skin barrier integrity. *Dermatology research and practice*, London, v. 2012, p. 495-917, 2012.

UNIDADE 3

História e introdução à cosmética

Objetivos de aprendizagem

Ao final deste capítulo, você deve apresentar os seguintes aprendizados:

- Recordar a história da estética e dos cosméticos.
- Identificar a evolução do mercado da área da estética.
- Destacar as inovações tecnológicas em estética e cosmética.

Introdução

Neste capítulo, você vai recordar alguns aspectos da história da estética e cosmética através dos tempos. Além disso, você vai ver como se insere o profissional de estética no mercado e também algumas das inovações tecnológicas utilizadas nessa área.

História da estética e dos cosméticos

A estética foi desde sempre ligada à beleza e às artes. Nasceu na Grécia antiga como uma disciplina da filosofia que estudava as formas de manifestação da beleza natural ou artística. O belo natural era representado pelos atores da beleza da natureza em geral e pelas pessoas. O belo artístico, por outro lado, estava nas obras de arte, na poesia, em todas as manifestações artísticas. A forma humana, quando realçada pela maquiagem, pelos acessórios e pela moda, passa tanto a influenciar como é influenciada pela arte, pela estética e pela filosofia.

Os cuidados com a aparência e a beleza tiveram padrões diferentes em diferentes épocas, passando por adaptações gradativas. Na Antiguidade, os cuidados com a higiene não eram os mais adequados, segundo a ótica atual; a cosmética nem sempre foi bem aceita, especialmente por questões religiosas. Esses costumes foram se transformando e passaram a refletir as tradições de períodos específicos, saindo do âmbito espiritual e medicinal e passando a representar a cultura de cada povo.

O século XX foi um período de grande busca pela beleza e pelo bem-estar, levando à revolução da estética. Seu conceito foi aperfeiçoado, sempre buscando um equilíbrio entre vários elementos.

Voltando um pouco no tempo, podemos dizer que os egípcios foram os primeiros a cultivar a beleza com mais extravagância, enfeitando-se exageradamente. Davam importância à higiene e acreditavam que ela era uma forma de proteção contra o mal e contra doenças.

A estética e a cosmetologia foram evoluindo até que, em 400 a.C., na Grécia, os cosméticos se aproximaram mais da ciência do que da religião; esses cientistas davam orientações sobre dietas, exercícios físicos, higiene e sobre o uso cosméticos.

Ao redor de 180 d.C., o médico grego Claudius Galen começa a manipular produtos cosméticos, iniciando a era galênica. Ele desenvolveu um produto refrescante, o *Unguentum Refrigerans*, com base de cera de abelha e borax, conhecido por *Cold Cream*.

Tudo indica que os cuidados com a pele tiveram início com os povos da antiguidade, e consta que esses povos faziam referência ao uso da planta *Aloe Vera* em ferimentos e para a beleza da pele e cabelo. Sabemos hoje em dia que essa planta, conhecida como babosa (Figura 1), é indicada para regeneração de feridas devido à capacidade de estimular os fibroblastos, células responsáveis pela cicatrização.

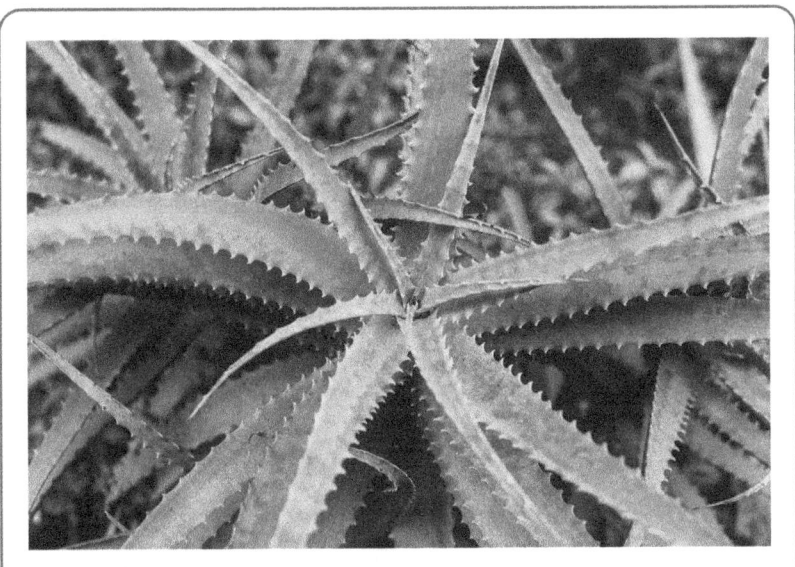

Figura 1. Planta babosa, conhecida desde a Antiguidade para o tratamento de ferimentos.
Fonte: Oliveira/shutterstock.com

Entre outros povos da Antiguidade, pode-se citar os romanos, com suas famosas casas de banho; os asiáticos, que seguiam um alto padrão de asseio e boa aparência; os chineses, que, em 1600 a.C., passavam uma mistura a base de cera de abelhas e clara de ovos nas unhas; a medicina tradicional há 4000 anos criava remédios e tratamentos de beleza com materiais encontrados na natureza.

Na Idade Média, as mulheres usavam maquiagem colorida nas bochechas e nos lábios, mas não maquiavam os olhos. Já no Renascimento, fragrâncias e cosméticos eram aplicados, no entanto, não se tinha o costume de usar cores fortes. Em 1755, veio a era da extravagância, com banhos de imersão, pó facial perfumado, lábios e bochechas pintados de cores fortes, em tons de rosa e laranja. Por volta de 1837, pôde-se viver a Era Vitoriana, na qual a modéstia era preservada, as mulheres faziam máscaras com frutas, mel e ovos e beliscavam as bochechas e mordiam os lábios para imitar a cor natural.

A partir do século XVII, as loções e outros produtos cosméticos começaram a entrar mais no cotidiano, assim como outros adereços de estética, como perucas, lenços e fitas.

O século XX pode ser considerado como o período em que houve as maiores mudanças e avanços em todos os setores; conquistas importantes foram alcançadas nessa época: inicia a luta das mulheres por sua afirmação em uma sociedade que as oprimia, a Emancipação Feminina. Isso ocorreu quando os homens foram chamados para Primeira Guerra Mundial, as mulheres foram obrigadas a assumir papéis que antes eram exclusivos deles e, assim, foram conquistando seu lugar no mercado de trabalho, sem descuidar-se, porém, da feminilidade.

Ainda durante o período da Primeira Guerra Mundial houve a abolição do espartilho (Figura 2), pois as mulheres assumiam trabalhos no campo, nas cidades e nas fábricas e precisavam de maior liberdade de movimento. Os espartilhos foram se tornando menores, substituídos por cintas mais simples e confortáveis, que gradualmente deram lugar ao sutiã. Somente na Segunda Guerra Mundial, no entanto, os espartilhos desapareceram por completo.

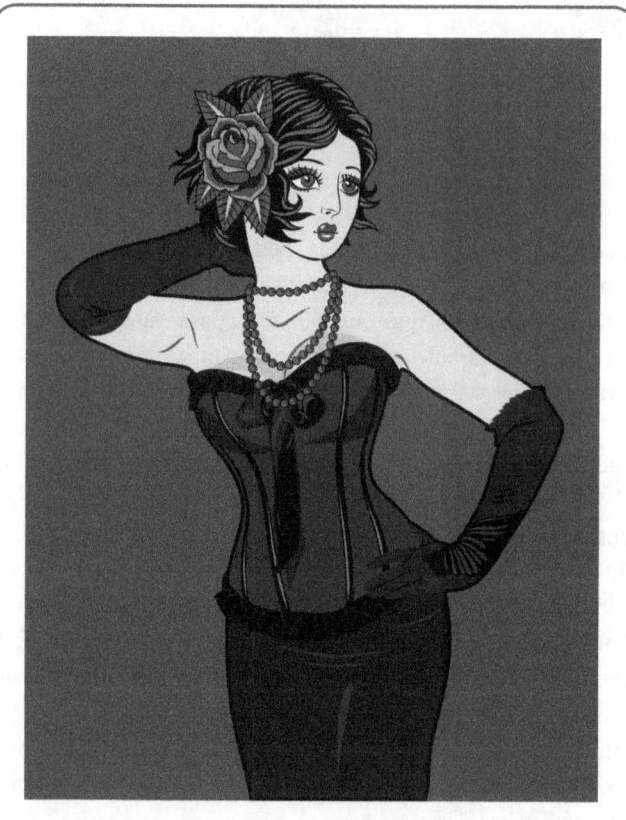

Figura 2. O espartilho foi símbolo de feminilidade.
Fonte: takahuli.production/shutterstock.com

As atrizes, nessa época, exibiam sofisticação em uma imagem idealizada, e havia um incentivo muito grande para buscar a melhora da aparência.

Com a chegada do biquíni, lançado em 1946, grandes atrizes participaram de campanhas publicitárias, iniciando a obsessão pelo embelezamento do corpo.

Com a Revolução Industrial, houve o surgimento de banhos terapêuticos e o uso de cosméticos começou a se propagar mundialmente. Foi no Romantismo que as mulheres se tornaram feministas, refinadas e elegantes, usavam e abusavam do pó de arroz, tanto no rosto, como no colo e nas costas. Houve o surgimento do primeiro batom, composto de cera de abelhas, uvas negras e corantes naturais.

Com base nesses conhecimentos, atrizes famosas marcaram época com o uso do Kajal (lápis para o contorno dos olhos), do batom vermelho, do delineador para os olhos, de cílios postiços e sombras, exercendo grande influência nas tendências de maquiagem (Figura 3).

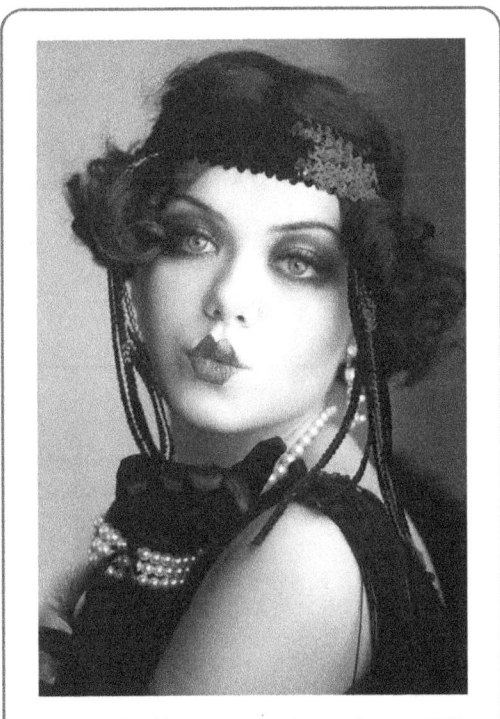

Figura 3. Tendências em maquiagens dos anos 1930, com lábios e olhos bem marcados.
Fonte: Olena Zaskochenko/shutterstock.com

Destacam-se mulheres como Helena Rubinstein, com o lançamento do primeiro creme produzido industrialmente, o Valese, e a abertura do primeiro salão de beleza do mundo. Também ocorreu a criação de inúmeras fragrâncias, com o desenvolvimento de estudos em química, a consolidação da indústria cosmética no mercado internacional e o primeiro instituto de beleza em Paris, com serviços de massagem, cirurgias estéticas e propostas alimentares para o emagrecimento.

Com a chegada do cinema no mundo, nos anos seguintes, a indústria cosmética e de maquiagem só cresceu, e começaram a surgir marcas famosas e preços mais acessíveis, tornado os cosméticos mais acessíveis para toda a sociedade.

A influência dos cuidados com a beleza foi de novo reforçada com a chegada da televisão, e a inspiração desse cuidado eram os artistas de cinema e de televisão ou os cantores da época. A revolução cosmética veio junto com a maquiagem, a moda do vestuário e os cuidados com o corpo.

A partir da década de 1970, nasce uma nova concepção de corpo que ocupará um lugar de importância, a do bem-estar e da boa aparência e apresentação, da ida às academias, da procura por tratamentos estéticos, por cosméticos e por dietas das mais variadas.

Finalmente, hoje estamos em uma época em que fomos influenciados por todas essas tendências, porém cada pessoa tem consciência e estilo próprio. Existe um turbilhão de informações de fácil acesso sobre moda e tendências, com infinitas opções de maquiagens, cosméticos e serviços de estética, saúde, beleza e bem-estar.

Fique atento

No início do século XX, os cosméticos saíram das cozinhas e passaram a ser produzidos industrialmente. A liberação da mulher foi o fator fundamental para o sucesso dos cosméticos, uma vez que a exposição do corpo promoveu uma procura maior por meios de embelezar o que até então estava escondido sob vestes extremas. Nos tempos atuais, o culto ao corpo e os cuidados com a aparência estão presente fortemente na cultura ocidental; portanto, cabe aos esteticistas e profissionais das demais áreas afins estarem sempre atualizados para oferecer tratamentos modernos e com responsabilidade.

O mercado da área da estética

O profissional de estética tem tudo para seguir uma carreira de sucesso. A área da estética está em constante ascensão no mundo todo, especialmente no Brasil. Nos últimos 5 anos o mercado cresceu 567% no Brasil, passando de 72 mil para 482 mil profissionais em janeiro de 2015, tornando-se uma das áreas mais promissoras da economia do país. Segundo os dados da Associação Brasileira da Indústria de Higiene Pessoal, Perfumaria e Cosméticos (Abrahipec), o mercado movimenta mais de R$ 38 bilhões por ano em todos os seus braços de atuação.

Trata-se de um mercado sem crise, porém mais exigente com a qualificação e atualização dos profissionais envolvidos. Os maiores desafios estão relacionados com os avanços tecnológicos e com o envelhecimento populacional. Do outro lado estão as expectativas das empresas, que agora enfrentam mercados globalizados, extremamente competitivos. Buscando acompanhar essa evolução, no ano 2000 surgem os primeiros cursos superiores de estética no Brasil, adaptando-se à nova realidade e à demanda.

As indústrias produtoras de insumos para esse segmento do setor produtivo estão inseridas em um mercado altamente competitivo, o que tem alavancado o desenvolvimento das atividades como um todo e vem refletindo no aumento da demanda da qualificação das pesquisas e práticas profissionais em estética.

Aumenta, cada vez mais, a procura por procedimentos estéticos destinados à promoção, manutenção e recuperação da saúde da pele do rosto, do corpo e do couro cabeludo, vislumbrando a valorização da autoimagem como fator de elevação da autoestima, da qualidade de vida e da saúde integral. Esse conjunto de necessidades tem ampliado o espaço de atuação dos profissionais dessa área, com significativo incremento no número de vagas no mercado de trabalho da Estética e Cosmética, criando a necessidade de qualificação e atualização permanente desses profissionais.

A área da estética é uma área com atuação há mais de 50 anos, e, em muitos casos, os profissionais trabalham sem embasamento técnico-científico, de forma empírica e sem discernimento sobre os procedimentos que executam. Por essas necessidades do mercado e dos profissionais surgem os cursos superiores de estética no ano 2000, garantindo aperfeiçoamento e educação para esta demanda.

Com o crescimento cada vez maior da área, e com o aumento pela procura de tratamentos para melhorar o corpo esteticamente, surgem outras áreas com interesse na estética, buscando qualificação e aprimoramento através de cursos de pós-graduação. Entre as áreas afins com a estética podemos elencar as mais atuantes no mercado, além da medicina estética, da cirurgia plástica e da dermatologia:

a) Fisioterapia dermato-funcional – surge considerando a necessidade de prover, por meio de uma assistência profissional adequada e específica, as exigências clínico-cinesiológico-funcionais dos indivíduos com alterações nas funções da pele e estruturas relacionadas.
b) Biomedicina estética – cada vez mais os biomédicos procuram pela especialização para poderem assumir cargos de responsabilidade técnica em clínicas particulares, franquias, academias e salões de beleza, entre outras empresas ligadas à saúde.
c) Enfermagem estética – o enfermeiro esteticista realizará intervenções estéticas como serviços especializados para: prevenção de envelhecimento, cuidados, diagnósticos precoces de manchas, tratamentos estéticos faciais e corporais.
d) Farmácia estética – desde 2013, os farmacêuticos acompanharam a ampliação de seu campo de trabalho através do reconhecimento da saúde estética como uma especialidade profissional, tendo, desde então, a oportunidade de atuar em procedimentos multifuncionais nas áreas facial e corporal, devendo estar aptos a realizar avaliações, procedimentos e protocolos em seus clientes de forma a atender essa crescente demanda de mercado, com a realização dos mais procurados tratamentos estéticos.

Os cursos superiores de Estética e Cosmética formam profissionais para atuarem nesse segmento, qualificando-os a desenvolverem, de forma plena e inovadora, atividades em estética facial, corporal e capilar, bem como sua capacidade empreendedora.

Se, por um lado, há uma demanda grande de pessoas procurando conhecimento e habilitação na área da estética, estimulados pela procura por esses serviços, por outro lado, as indústrias de equipamentos e cosméticos também avançam rapidamente.

Esse setor é caracterizado pela presença de grandes empresas internacionais com atuação global, especializadas nos segmentos de higiene pessoal, perfumaria e cosméticos, e pelas pequenas e médias empresas nacionais, focadas na produção de cosméticos.

Segundo dados do Banco Nacional de Desenvolvimento Econômico e Social (CAPANEMA, 2006, documento *on-line*), outra característica desse setor é a constante necessidade de apresentar novidades. Para cumprir esses objetivos, são investidas anualmente grandes somas de recursos em lançamentos e promoções de novos produtos.

No Brasil, há um grande número de pequenas e médias empresas no setor de cosméticos devido à pequena necessidade de investimentos inicial e à facilidade da fabricação dos produtos. Muitas empresas são oriundas de farmácias de manipulação. No entanto, as empresas se deparam, normalmente, com limitações para o crescimento, como dificuldades para o estabelecimento de uma rede de distribuição e comercialização. Exemplos de grandes empresas que trabalham com redes de distribuição são Natura, O Boticário e L'Oreal, que têm um maior valor agregado em seus produtos em relação às demais empresas, com exceção da Avon, que atua na mesma linha da Natura, porém com produtos menos sofisticados.

Vale salientar que os esteticistas, assim como os demais profissionais da área da estética, têm competência para se inserir nesse nicho de mercado.

Inovações tecnológicas em estética e cosmética

Como vimos até agora, nos últimos anos vêm acontecendo avanços rápidos na estética de moda, isso devido às grandes transformações sociais, que também geraram mudanças em diferentes áreas de trabalho. Na área tecnológica é onde surgem os maiores desafios e avanços, e isso acaba por exigir um melhor desempenho dos profissionais das mais variadas áreas, atingindo também os que atuam na área da estética, que igualmente precisam buscar aperfeiçoamento constante.

Se, por um lado, está em plena ascensão a indústria dos cosméticos e das altas tecnologias, buscando retardar os sinais do envelhecimento (Figura 4), por outro lado, o mercado de trabalho para o esteticista e os demais profissionais dessa área também está em pleno crescimento. Por exemplo, o Brasil tornou-se, atualmente, o líder mundial em cirurgias plásticas, superando o México e os EUA, levando ao surgimento uma demanda por profissionais capacitados em técnicas pré e pós-operatórias, entre outros procedimentos.

Mas, apesar da existência de técnicas invasivas e corretivas, com a evolução da Estética e da Cosmética é possível alcançar resultados excelentes e muito satisfatórios com o uso da alta tecnologia utilizada para produzir produtos cosméticos e equipamentos de ponta.

No que diz respeito ao envelhecimento, o principal foco está no fibroblasto, célula responsável pela produção das fibras de sustentação da pele. Outro alvo são os telômeros, estruturas constituídas de fileiras repetitivas de proteínas e

DNA, cuja principal função é impedir o desgaste do material genético. Recentemente, o Projeto Genoma Humano descobriu que telômeros curtos ativam a produção de progerina em indivíduos saudáveis. A expressão progerina é utilizada como biomarcador de envelhecimento celular (TELÔMERO, 2017).

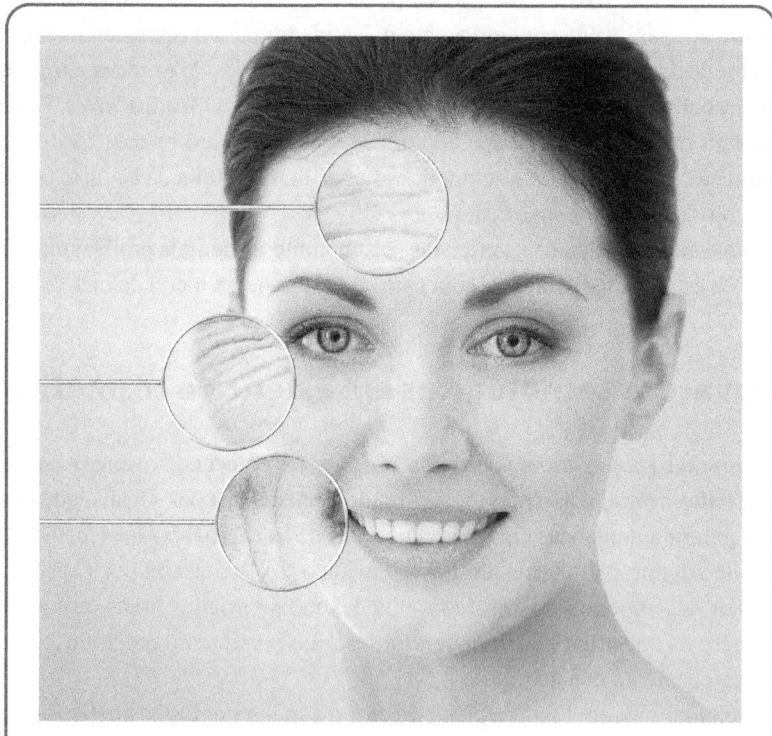

Figura 4. Novas tecnologias propõem retardar o envelhecimento.
Fonte: Syda Productions/shutterstock.com

O processo de ressecamento da pele intensifica-se com o passar do tempo, e as células desidratadas perdem parte de suas funções, tornando-se deficientes e murchas, o que leva a uma perda da elasticidade e ao agravamento das rugas e da flacidez. Em 2003, o bioquímico norte-americano Peter Agre ganhou o Prêmio Nobel de química por descobrir que as proteínas formam canais microscópicos nas membranas celulares, para facilitar o transporte de água e outras moléculas de uma célula para outra, canais de aquaporinas, as quais formam uma rede vital para a hidratação das células.

Podemos citar também como evolução tecnológica a produção de formulações cada vez mais eficazes e estáveis, diversificando a possibilidade de escolhas de produtos, desde os hidratantes, aos autobronzeadores, antirrugas, produtos para redução de celulite, estrias e gordura localizada, entre outros.

Os avanços nas pesquisas refletem uma tendência tecnológica mundial em todos os setores, a de "quanto menor, melhor". Segundo a revista *Infarma*, essa revolução denomina-se de nanotecnologia, podendo oferecer inúmeros benefícios em todas as áreas. Não é diferente na estética, pois a nanotecnologia aumenta a eficácia dos cosméticos.

Link

Neste outro link você obterá informações a respeito do que é a nanotecnologia, tão utilizada hoje em dia, com tendência mundial (SCHMALTZ; SANTOS; GUTERRES, 2005).

https://goo.gl/HCXjvG

Devido à busca pelo corpo perfeito, há uma procura muito grande por novas tecnologias. Essa necessidade levou ao crescimento da utilização de tecnologias de ponta, além da criação e do lançamento de novos aparelhos para atender às exigências do mercado.

Um dos equipamentos de ponta atualmente utilizados em estéticas é a criolipólise. Apesar do pouco tempo de existência no mercado mundial, o interesse por essa técnica vem tornando-a popular entre os profissionais da estética. Trata-se da aplicação de frio sobre a pele, pois entendeu-se que seria possível lesionar seletivamente os adipócitos (células de gordura) sem lesionar a pele, e, como resultado, haveria a redução do excesso de tecido adiposo localizado.

Então, fique atento às feiras da área da estética, congressos e simpósios, pois é lá que você encontrará as novidades do setor.

Link

No link abaixo você poderá ler a respeito da ditadura da beleza que obriga a mulher a buscar o corpo perfeito (CARON, 2006).

https://goo.gl/4mz9LL

Exercícios

1. O século XX pode ser considerado como o período no qual houve as maiores mudanças e avanços em todos os setores, conquistas importantes foram alcançadas nessa época. Em relação à evolução da cosmética, inicia a luta das mulheres por sua afirmação em uma sociedade que as oprimia, a chamada Emancipação Feminina.

I. Chamada assim porque, enquanto os homens eram absorvidos pela Primeira Guerra Mundial, as mulheres foram obrigadas a assumir papéis que antes eram exclusivos deles.

II. As mulheres foram obrigadas a assumir papéis que antes eram exclusivos dos homens e assim foram conquistando seu lugar no mercado de trabalho, porém sem descuidar-se da feminilidade.

III. Durante a Primeira Guerra Mundial, os espartilhos foram abolidos e substituídos pelo sutiã, mais confortáveis e de acordo com os trabalhos exercidos nas fábricas.

IV. Durante a Primeira Guerra Mundial, além da queda dos espartilhos, também surge o primeiro biquíni.

Assinale a alternativa correta:
a) Somente as afirmativas I, II e IV estão corretas.
b) Somente as afirmativas I, II e III estão corretas.
c) Somente a afirmativa II está correta.
d) Somente as afirmativas I, III e IV estão corretas.
e) Todas as afirmativas estão corretas.

2. O uso da maquiagem é uma herança do Egito Antigo, com o uso de óleos para fotoproteção e o uso de gorduras e resinas para a hidratação da pele. Posteriormente, fazia-se uso de pó de arroz para clareamento e corantes para os lábios. Em que época surgiu o primeiro batom?
a) Na época de Cleópatra.
b) Durante a Primeira Guerra Mundial.
c) Na Grécia Antiga.
d) Na época do Romantismo.
e) No século XX.

3. Com a chegada do cinema no mundo e em todos os anos seguintes, a indústria da cosmética e da maquiagem só cresceu, e começaram a surgir marcas famosas e preços mais

acessíveis para os consumidores.
I. Destacam-se mulheres como Helena Rubinstein, com o lançamento do primeiro creme para hidratação.
II. Surgem fragrâncias com o desenvolvimento de estudos em química, alavancando ainda mais a produção de cosméticos.
III. Helena Rubinstein também lançou o Kajal para olhos.
IV. O cinema, através de seus artistas, influenciou a indústria cosmética.
V. A televisão não influenciou tanto quanto o cinema em relação às tendências da maquiagem.

Assinale a alternativa correta.
a) Somente as afirmativas I, III e IV estão corretas.
b) Somente as afirmativas I, II e IV estão corretas.
c) Somente as afirmativas I e II estão corretas.
d) Somente as afirmativas I, II, IV e V estão corretas.
e) Todas as afirmativas estão corretas.

4. Com o crescimento da área da estética e da cosmética e com o avanço de novas tecnologias surgem no mercado estruturas tidas como as menores partículas utilizadas em cosméticos e em muitas outras áreas. São elas:
a) Vetores nanoencapsulados.
b) Vitamina C estabilizada.
c) Lipossomas.
d) Nanotecnologia.
e) Aquaporinas.

5. A cosmética passou por uma grande evolução desde a antiguidade, e o foco sempre foi a melhora da aparência e o embelezamento da pele. Hoje em dia há uma preocupação grande em compreender o envelhecimento, e, com esse objetivo, o Projeto Genoma Humano que descobriu que:
a) o telômero é um biomarcador do envelhecimento celular.
b) o genoma é um biomarcador do envelhecimento celular.
c) o telômero e a progerina são biomarcadores do envelhecimento celular.
d) a progerina é um biomarcador do envelhecimento celular.
e) a progerina e o fibroblasto são biomarcadores celulares.

Referências

CAPANEMA, L. X. L. A indústria farmacêutica brasileira e a atuação do BNDES. *BNDES Setorial*, Rio de Janeiro, n. 23, p. 193-216, mar. 2006. Disponível em: <https://web.bndes.gov.br/bib/jspui/bitstream/1408/2591/1/BS%2023%20A%20ind%C3%BAstria%20farmac%C3%AAutica_P.pdf>. Acesso em: 27 nov. 2017.

CAPANEMA, L. X. L. et al. Panorama da indústria de higiene pessoal, perfumaria e cosméticos *BNDES Setorial*, Rio de Janeiro, n. 25, p. 131-156, mar. 2007. Disponível em: <https://web.bndes.gov.br/bib/jspui/bitstream/1408/6541/3/BS%2025%20Panorama%20da%20ind%C3%BAstria%20de%20higiene_P_BD.pdf>. Acesso em: 22 nov. 2017.

CARON, C. F. A influência da moda na ditadura da beleza feminina. In: COLÓQUIO DE MODA. 2., Salvador, 2006. *Anais...* São Paulo: Abepem, 2006. Dsiponível em: <http://coloquiomoda.com.br/anais/anais/edicoes/2-Coloquio-de-Moda_2006/artigos/27.pdf>. Acesso em: 24 nov. 2017.

SCHMALTZ, C.; SANTOS, J. V.; GUTERRES, S. S. Nanocápsulas como uma tendência promissora na área cosmética: a imensa potencialidade deste pequeno recurso. *Infarma*, Brasília, DF , v.16, n. 13-14, 2005. Disponível em: <http://cebrim.cff.org.br/sistemas/geral/revista/pdf/72/i07-nfnanocapsulas.pdf>. Acesso em: 22 nov. 2017.

TELÔMERO. *Wikipédia,* San Francisco, 2017. Disponível em: <https://pt.wikipedia.org/wiki/Tel%C3%B4mero>. Acesso em: 21 nov. 2017.

Leituras recomendadas

COSTA, S. Cosmética: os avanços tecnológicos. *Revista Negócio Cosmética,* Rio de Janeiro, 2013. Disponível em: <http://negocioestetica.com.br/site/cosmetica-genetica-os-avancos-tecnologicos/>. Acesso em: 21 nov. 2017.

MENDONÇA, A. Aquaporinas: uma revolução no conceito de hidratação da pele. *Revista Negócio Estética,* Rio de Janeiro, 2017. Disponível em: <http://negocioestetica.com.br/site/aquaporinas-uma-revolucao-no-conceito-de-hidratacao-da-pele/>. Acesso em: 20 nov. 2017.

POLI NETO, P. A medicalização da beleza. 76 f. 2006. Dissertação (Mestrado em Saúde Pública) – Universidade Federal de Santa Catarina, Florianópolis, 2006. Disponível em: <https://repositorio.ufsc.br/bitstream/handle/123456789/89071/229791.pdf?sequence=1RODRIG>. Acesso em: 20 nov. 2017.

SILVA, T. R. História da Cosmetologia. *Portal Educação,* Campo Grande, 2008. Disponível em: <https://www.portaleducacao.com.br/conteudo/artigos/farmacia/historia-da-cosmetologia/6352>. Acesso em: 20 nov. 2017.

Tipos de pele

Objetivos de aprendizagem

Ao final deste texto, você deve apresentar os seguintes aprendizados:

- Revisar conceitos de histologia da pele.
- Identificar e descrever os tipos de pele.
- Conhecer a escala de Fitzpatrick, usada para a classificação dos tipos de pele.

Introdução

O assunto relativo à pele é de extrema importância para as atividades do profissional esteticista, visto que é nesse tecido que os cosméticos e equipamentos eletroestéticos irão atuar. Dessa forma, conhecer a estrutura, a função e os tipos de pele auxilia na compreensão dos diversos tratamentos estéticos.

Neste texto, você irá revisar conceitos básicos de histologia para então conseguir identificar e descrever os tipos de pele.

Pele: função e estrutura

A **pele** é responsável pelo revestimento externo do corpo humano, sendo considerada seu maior órgão. Segundo Junqueira e Carneiro (2004) e Montanari (2006), por apresentar essa função de revestimento, a pele também atua protegendo o organismo contra o atrito, a perda de água, a invasão de microrganismos e a radiação ultravioleta. Outras funções que podemos destacar são o seu papel na produção de vitamina D, na percepção do tato, na termorregulação e na excreção e secreção de lipídios protetores.

A estrutura da pele é composta por duas camadas principais, a epiderme e a derme, e uma camada de tecido frouxo subcutâneo, denominada hipoderme. Elas podem ser vistas na Figura 1.

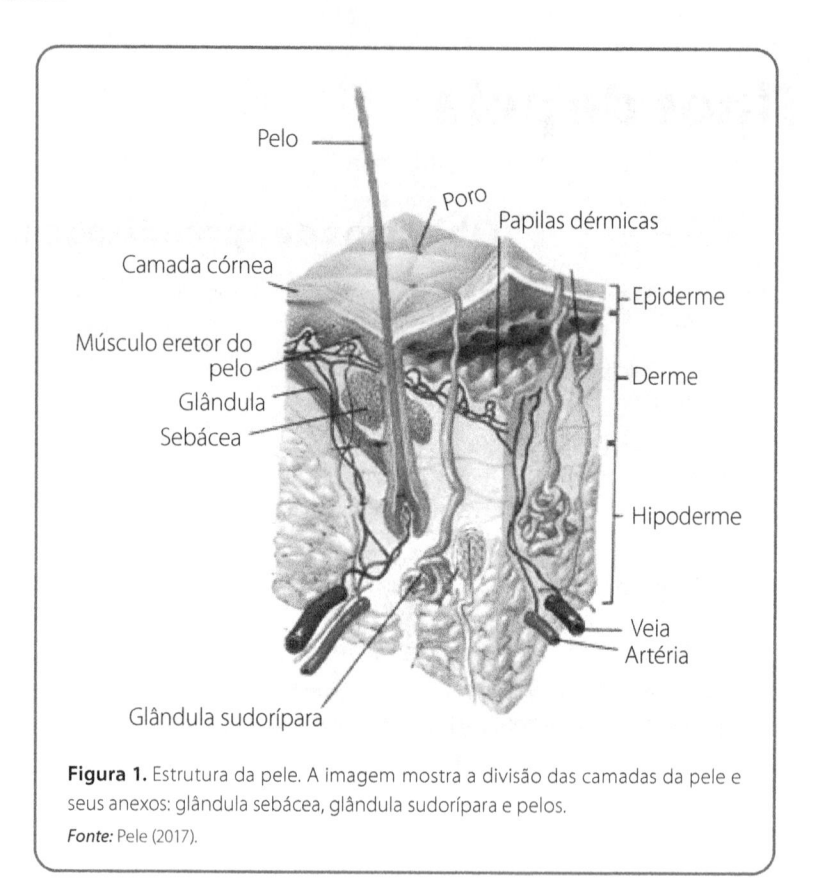

Figura 1. Estrutura da pele. A imagem mostra a divisão das camadas da pele e seus anexos: glândula sebácea, glândula sudorípara e pelos.
Fonte: Pele (2017).

Segundo Montanari (2006) e Ross, Kaye e Pawlina (2003), as camadas epiderme e derme podem ser subdivididas. A **epiderme**, a camada mais superficial da pele, divide-se em cinco camadas: o estrato basal (ou germinativo), que contém as células-tronco e apresenta alta proliferação celular; o estrato espinhoso, que contribui para a função de resistência ao atrito; o estrato granuloso; o estrato lúcido; e, por fim, o estrato córneo, que é a camada mais superficial (Figura 2). Esta camada está repleta de **queratina**, que contribui para a resistência ao atrito e para a proteção contra a perda de água. É importante salientar, de acordo com Kede e Sabatovich (2004), que é na camada basal da epiderme que encontramos as células produtoras de melanina, os melanócitos. A **melanina** é o pigmento que dá cor à pele e sua principal função é proteger contra os raios ultravioleta.

> **Saiba mais**
>
> A melanina é sintetizada em estruturas chamadas melanossomos. A diferença de cor da pele entre raças não é devido ao número de melanócitos, mas ao tamanho e ao número de melanossomos e à quantidade e estabilidade da melanina (KEDE; SABATOVICH, 2004).

Conforme Junqueira e Carneiro (2004) e Montanari (2006), a **derme** pode ser dividida em derme papilar e reticular, e nela encontramos anexos cutâneos tais como glândulas sebáceas, glândulas sudoríparas e pelos.

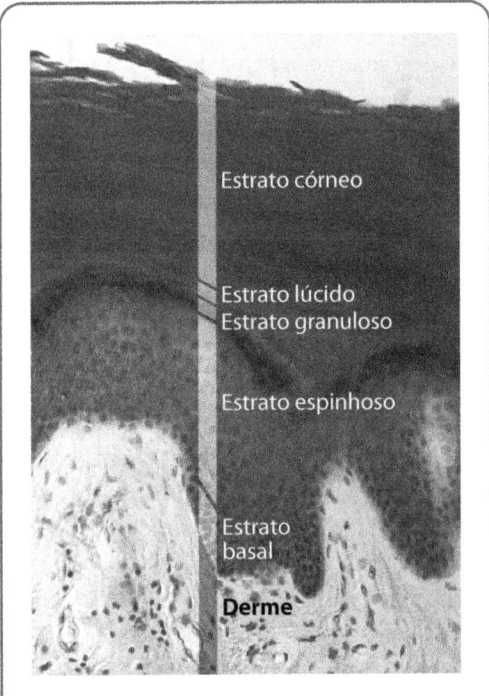

Figura 2. Imagem microscópica mostrando as camadas epiderme e derme. Nessa figura, conseguimos ainda observar as camadas da epiderme.
Fonte: Häggström (2010).

Tipos de pele

Segundo Draelos (2011) e Kede e Sabatovich (2004), a pele pode ser de três tipos: normal, oleosa ou seca. Cada um deles tem características especiais quanto aos níveis de hidratação e atividade de glândulas sebáceas, por exemplo. Além desses, existem outros tipos especiais de pele, como a mista, a acneica, a seborreica e a sensível. Abaixo você verá a descrição dos principais tipos de pele e dos cuidados que devemos ter com cada um deles.

Pele normal

Segundo Kede e Sabatovich (2004) e Kottner e Surber (2016), a **pele normal**, também chamada de **eudérmica**, é suave ao tato, e seus poros são de tamanho regular. As células do estrato córneo apresentam padrão regular e são protegidas por uma fina camada de óleo. Os processos biológicos como a queratinização, a descamação, a perda de água, a sudorese e a secreção de sebo são equilibrados. Devido a isso, não há produção excessiva de sebo, como na pele oleosa, e a pele não descama tanto quanto a pele seca.

Para cuidar de uma pele normal, de acordo com Kede e Sabatovich (2004) e Schneider et al. (2001), podemos usar agentes de limpeza suaves com baixa concentração de tensoativos. Esses cuidados devem ser tomados porque alguns cosméticos podem causar ressecamento excessivo da pele, tornando-a seca. Na hidratação desse tipo de pele, podemos usar loções, emulsões e sérum com fórmulas fluidas para evitar o aumento da produção de sebo.

Pele oleosa

A **pele oleosa** ou **lipídica**, segundo Kede e Sabatovich (2004) e Mukhopadhyay (2011), apresenta poros mais dilatados e aspecto brilhante, especialmente na zona T (nariz, testa e queixo). Esse tipo de pele é mais espesso, com a camada córnea mais evidente do que a pele normal e alta produção de sebo pelas glândulas sebáceas (Figura 3). Devido a essas características, peles oleosas tendem a formar comedões (cravos) e espinhas.

Apesar de o sebo ser considerado um grande inimigo para quem tem esse tipo de pele por deixar o rosto com aspecto brilhante, a vantagem da pele oleosa é que o processo de envelhecimento é mais lento. Segundo Heinrich et al. (2003), Kede e Sabatovich (2004) e Walters et al. (2012), o aparecimento de rugas na testa e ao redor dos olhos, por exemplo, ocorre devido a movimentos musculares. Quando ocorre o movimento, por a pele estar aderida ao músculo, ela é tracionada. Dessa forma, com a repetição continua desses movimentos, a pele em algum momento cede, formando a ruga. O sebo, de certa forma, ajuda a retardar esse processo por diminuir essa tração.

Para cuidar da pele oleosa, utiliza-se tensoativos eficientes para remover o excesso de óleo, além de também ser indicada a esfoliação. É importante salientar que essa pele também precisa ter cuidados para exposição solar, visto que lipídios não protegem contra raios solares. Por muito tempo, os filtros solares tinham uma base extremamente gordurosa, e muitas pessoas com pele oleosa não os utilizavam. Atualmente, conforme Draelos (2011), já existem filtros solares com bases mais líquidas ou em gel. Além disso, o fato de a pele ser oleosa não significa que ela é hidratada, por isso, o uso de hidratantes fluidos é essencial para esse tipo de pele, segundo Schneider et al. (2001).

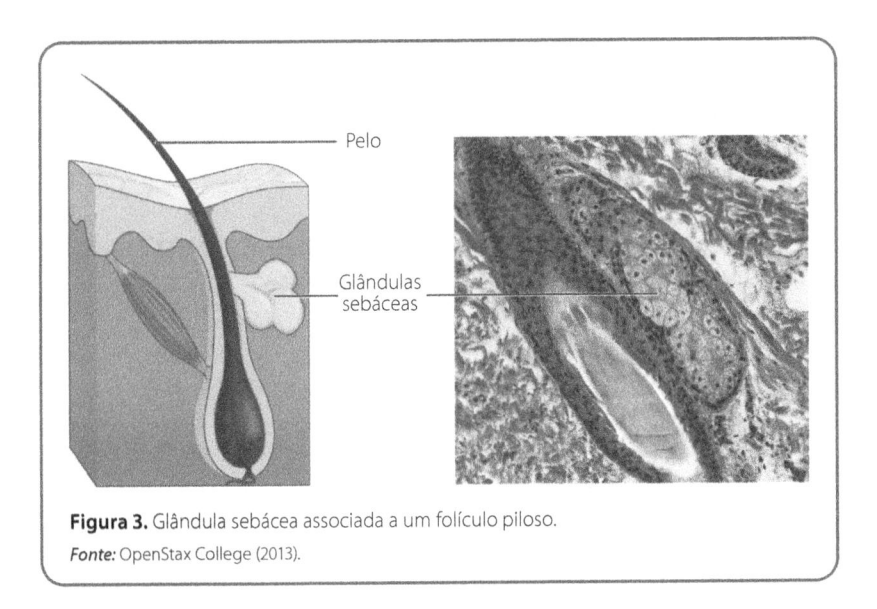

Figura 3. Glândula sebácea associada a um folículo piloso.
Fonte: OpenStax College (2013).

Pele seca

Segundo Kede e Sabatovich (2004), a **pele seca** tem aspecto opaco, tendendo a sofrer ressecamento e descamação principalmente nas áreas das bochechas. Nesse tipo de pele, há menor atividade de glândulas sebáceas.

Devido à baixa produção de sebo, o processo de envelhecimento e aparecimento de rugas tende a acontecer mais rapidamente na pele seca, quando comparada com outros tipos de pele. Segundo Cork (1997), geralmente as pessoas mais jovens têm pele oleosa, mas à medida que envelhecem a pele pode se tornar mais seca, especialmente após os 35 anos.

Usar produtos específicos para pele seca é essencial. Segundo Baran e Maibach (1998), Cork (1997) e Heinrich et al. (2003), cosméticos menos fluidos e sabonetes com menor conteúdo de tensoativos são uma boa opção para esse tipo de pele. Além disso, o uso de hidratantes é bastante recomendado para evitar ainda mais perda de água e, consequentemente, o ressecamento da pele e até mesmo o aparecimento precoce de rugas.

Pele mista ou combinada

Esta pele é considerada uma variante da pele oleosa. De acordo com Kede e Sabatovich (2004), sua principal característica é ter simultaneamente áreas oleosas e áreas normais ou secas. As regiões com maior atividade de glândulas sebáceas nesse tipo de pele estão na chamada zona T (testa, nariz e queixo).

Nesse tópico, você conheceu as principais características e os cuidados de cada tipo de pele.

A escala de Fitzpatrick: cor da pele e reatividade ao sol

A **escala de Fitzpatrick** é a classificação numérica para a cor da pele humana. Segundo Fitzpatrick (1988) e Quevedo et al. (1975), a escala foi criada em 1975 por Thomas B. Fitzpatrick como forma de estimar a resposta de diferentes tipos de pele à luz ultravioleta (UV).

Inicialmente, Fitzpatrick realizou um estudo no qual verificou três tipos de respostas a exposições solares: indivíduos que queimam facilmente e não se bronzeiam, indivíduos que queimam facilmente, mas conseguem se bronzear, e indivíduos que queimam moderadamente e bronzeiam facilmente. Essa classificação se tornou muito popular e foi adotada muito rapidamente. Nos dias de hoje, a escala foi aumentada para seis **fototipos**, de acordo com Sachdeva (2008).

A classificação atual de Fitzpatrick se baseia não só na cor da pele, mas também na reatividade ao sol (Figura 4). Considerar apenas a cor da pele e dos olhos pode ter muitos vieses, porque pessoas de pele muito branca, por exemplo, podem tanto ter tendência a queimaduras como também a se bronzear facilmente.

Segue abaixo uma breve descrição de cada fototipo:

- **Tipo I:** sempre queima, nunca bronzeia; pele branca pálida; cabelo loiro ou vermelho; olhos azuis; sardas.
- **Tipo II:** geralmente queima, bronzeia minimamente; pele branca; cabelo loiro ou escuro.
- **Tipo III:** às vezes queima, bronzeia uniformemente; pele branca; qualquer cor do cabelo ou dos olhos.
- **Tipo IV:** queima-se minimamente, sempre bronzeia; pele marrom moderada.
- **Tipo V:** muito raramente queima, bronzeia muito facilmente; pele marrom escura.
- **Tipo VI:** nunca queima, nunca bronzeia; pele negra.

Esta escala é importante porque auxilia no tratamento de manchas, por exemplo, além de nos ajudar a ter mais cuidados com técnicas que podem causar ativação de melanócitos, como *peelings* químicos. Pacientes com tipos de pele de Fitzpatrick I a III toleram esse tipo de procedimento e apresentam baixo risco de hiperpigmentação. Em pacientes com Fitzpatrick IV a VI, o risco de alteração pigmentar é muito maior, segundo Sachdeva (2008).

Neste tópico, você conheceu a escala de Fitzpatrick, outra forma de classificar os tipos de pele.

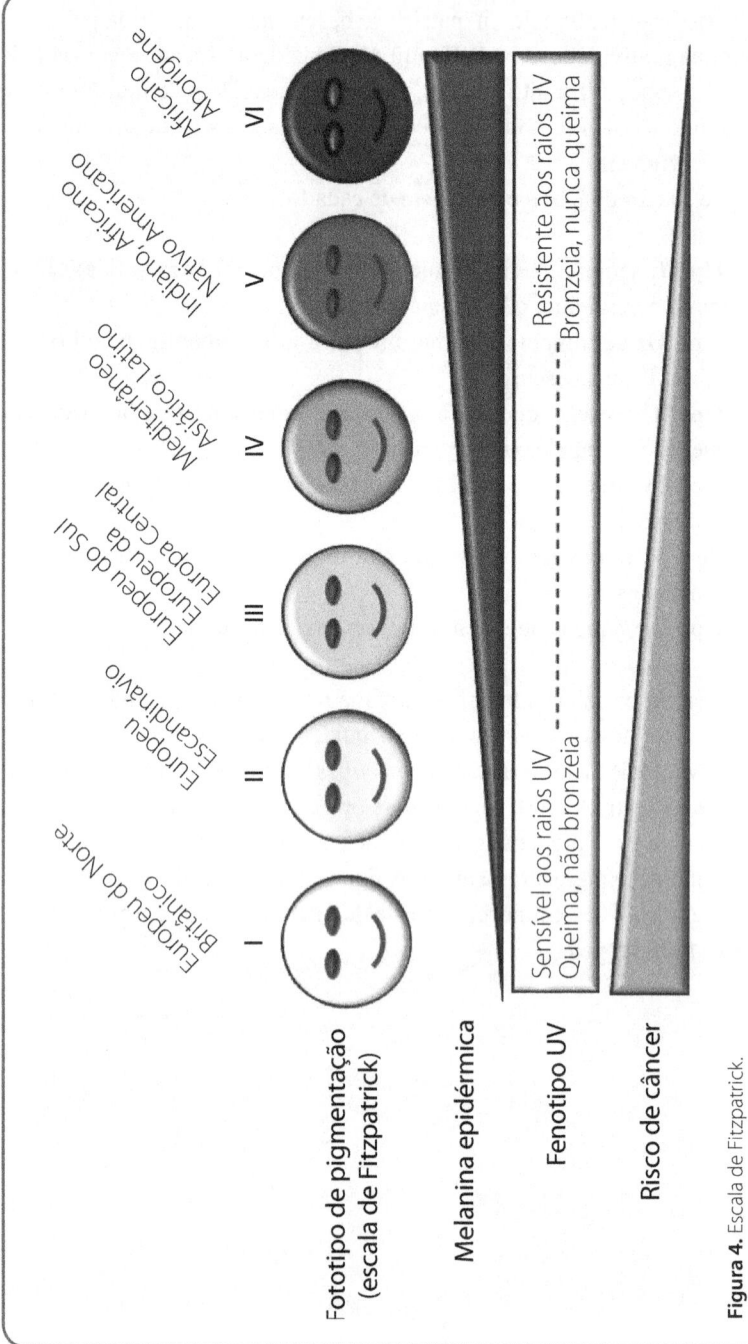

Fototipo de pigmentação (escala de Fitzpatrick)

- I — Europeu do Norte, Britânico
- II — Europeu Escandinavo
- III — Europeu do Sul, Europeu da Europa Central
- IV — Mediterrâneo, Asiático, Latino
- V — Indiano, Africano, Nativo Americano
- VI — Africano, Aborígene

Melanina epidérmica

Fenotipo UV
- Sensível aos raios UV: Queima, não bronzeia
- Resistente aos raios UV: Bronzeia, nunca queima

Risco de câncer

Figura 4. Escala de Fitzpatrick.
Fonte: D'Orazio et al. (2013).

Exercícios

1. A pele é o maior órgão do corpo humano e funciona como uma barreira, sendo que umas das suas funções é a proteção contra microrganismos. Assinale a alternativa correta sobre a pele.
   a) A derme é dividida em quatro camadas.
   b) A epiderme é altamente vascularizada.
   c) Outra função da pele é a produção de vitamina E.
   d) O único anexo cutâneo é a glândula sebácea.
   e) A queratina contribui para a proteção contra a perda de água.

2. A epiderme é a camada mais superficial da pele. Sobre ela, podemos afirmar que:
   a) ela apresenta seis camadas, sendo um epitélio estratificado.
   b) o estrato córneo apresenta células mortas.
   c) o estrato basal não apresenta atividade mitótica.
   d) a principal função do estrato espinhoso é proteger contra a perda de água.
   e) os melanócitos se encontram no estrato córneo.

3. A pele seca e a pele oleosa são exemplos de tipos de pele. Sobre esse tópico, podemos afirmar que:
   a) durante o processo de envelhecimento podemos mudar o tipo de pele de oleosa para seca.
   b) a pele oleosa apresenta maior grau de hidratação do que a pele seca.
   c) o processo de envelhecimento pode acontecer mais tarde em peles secas.
   d) a queratinização, a descamação, a perda de água, a sudorese e a secreção de sebo são equilibrados nesses tipos de pele.
   e) a atividade de glândulas sebáceas é igual nos dois tipos de pele.

4. Uma cliente deseja fazer um *peeling* químico em um centro estético. Antes de escolher o melhor produto, devemos verificar o seu fototipo, segundo a escala de Fitzpatrick. Esta cliente tem a pele branca, cabelos castanhos e sempre se queima quando se expõe ao sol. Qual é o provável fototipo dela?
   a) I.
   b) II.
   c) III.
   d) IV.
   e) V.

5. Sobre a escala de Fitzpatrick, podemos afirmar que:
   a) baseia-se apenas na cor da pele.
   b) inicialmente, Fitzpatrick tinha classificado quatro tipos de fototipo.
   c) cor de cabelo e cor dos olhos podem apresentar vieses para determinar o fototipo.
   d) a classificação é apenas didática, não tendo influência em tratamentos estéticos.
   e) pacientes com fototipos baixos têm mais risco de complicações após procedimentos estéticos.

Referências

BARAN, R. M. H.; MAIBACH, H. I. *Textbook of Cosmetic Dermatology*. Nova York: Informa,1998.

CORK, M. The importance of skin barrier function. *Journal of Dermatological Treatment*, London, v. 8, n. sup1, p. S7–S13, 12 jan. 1997.

D'ORAZIO, J. et al. Influence of pigmentation on skin cancer risk.png. *Wikimedia Commons*, San Francisco, 2013. Disponível em: <https://commons.wikimedia.org/wiki/File:Influence_of_pigmentation_on_skin_cancer_risk.png>. Acesso em: 19 set. 2017.

DRAELOS, Z. K. *Cosmetics and dermatological problems and solutions*: a problem based approach. London: Informa Healthcare, 2011.

FITZPATRICK, T. B. The Validity and Practicality of Sun-Reactive Skin Types I Through VI. *Archives of Dermatology*, Rockville Pike, v. 124, n. 6, p. 869, 1 jun. 1988.

HÄGGSTRÖM, M. Epidermal layers.png. *Wikimedia Commons*, San Francisco, 2010. Disponível em: <https://commons.wikimedia.org/wiki/File:Epidermal_layers.png>. Acesso em: 19 set. 2017.

HEINRICH, U. et al. Multicentre comparison of skin hydration in terms of physical-, physiological- and product-dependent parameters by the capacitive method (Corneometer CM 825). *International Journal of Cosmetic Science*, Neuilly-sur-Seine, v. 25, n. 1–2, p. 45–53, 1 abr. 2003.

JUNQUEIRA L. C.; CARNEIRO, J. *Histologia básica*. 10. ed. São Paulo: Guanabara Koogan, 2004.

KEDE, M. P. V.; SABATOVICH, O. *Dermatologia estética*. São Paulo: Atheneu, 2004.

KOTTNER, J.; SURBER, C. Skin care in nursing: A critical discussion of nursing practice and research. *International Journal of Nursing Studies*, London, v. 61, p. 20–28, set. 2016.

MONTANARI, T. *Histologia*: texto, atlas e roteiro de aulas práticas. Porto Alegre: da autora, 2006.

MUKHOPADHYAY, P. Cleansers and their role in various dermatological disorders. *Indian journal of dermatology*, Kolkata, v. 56, n. 1, p. 2–6, jan. 2011.

OPENSTAX COLLEGE. 407 Sebaceous Glands.jpg. *Wikimedia Commons*, San Francisco, 2013. Disponível em: <https://commons.wikimedia.org/wiki/File:407_Sebaceous_Glands.jpg>. Acesso em: 19 set. 2017.

PELE. Wikipédia, San Diego, 2017. Disponível em: <https://pt.wikipedia.org/wiki/Pele>. Acesso em 19 set. 2017.

QUEVEDO, W. C. et al. Role of light in human skin color variation. *American Journal of Physical Anthropology*, Medford, v. 43, n. 3, p. 393–408, nov. 1975.

ROSS, M. H.; KAYE, G. I.; PAWLINA, W. *Histology*: a text and atlas. 4. ed. Riverwoods: LWW, 2003.

SACHDEVA, S. Fitzpatrick skin typing: Applications in dermatology. *Indian journal of dermatology*, Kolkata, v. 75, n. 1, p. 93–96, 2008.

SCHNEIDER, G. et al. Skin Cosmetics. In: ULLMANN'S *Encyclopedia of Industrial Chemistry*. Weinheim: Wiley-VCH Verlag GmbH & Co. KGaA, 2001.

WALTERS, R. M. et al. Cleansing formulations that respect skin barrier integrity. *Dermatology research and practice*, London, v. 2012, p. 495-917, 2012.

Estrutura de cosméticos

Objetivos de aprendizagem

Ao final deste texto, você deve apresentar os seguintes aprendizados:

- Conhecer o histórico e o conceito de cosméticos.
- Descrever a composição de cosméticos e suas funções.
- Identificar as estruturas químicas das formulações cosméticas.

Introdução

Sem o uso de cosméticos, os procedimentos estéticos teriam pouca eficácia. Ou seja, o uso destes produtos é fundamental para o tratamento de disfunções estéticas.

Neste texto, você conhecerá o conceito de cosmético e o seu histórico, além de ser capaz de identificar e descrever a composição desses produtos e suas estruturas químicas.

História e conceito de cosméticos

A origem da palavra cosmético deriva do grego *kosmetikós* que significa hábil em adornar. Os primeiros relatos de uso de cosméticos datam do Egito Antigo. Segundo Barata (2002), os egípcios protegiam a sua pele do clima desértico da região por meio de cremes com cera e gordura animal. Ainda na Idade Antiga, povos do Oriente Médio usavam produtos à base de carvão para pintar os cílios.

De acordo com Suenaga et al. (2012), os gregos e os romanos usavam azeite de oliva para produzir uma espécie de sabão utilizado para a limpeza da pele. Além disso, produtos de maquiagem à base de chumbo eram muito utilizados por atores de teatro na Antiguidade. Devido à composição química desses cosméticos, havia muitos casos de intoxicação, já que os efeitos deletérios do chumbo ainda não eram conhecidos.

> **Saiba mais**
>
> O chumbo é um metal pesado que pode causar complicações à saúde dos humanos quando expostos a uma quantidade tóxica. Ele pode causar problemas nos sistemas nervoso e digestório, além de dores musculares. Por essa razão, a legislação de muitos países determina um limite máximo de uso de chumbo em produtos cosméticos (MOREIRA; MOREIRA, 2004).

Segundo Schmitz, Laurentino e Machado (2010), na Idade Média, com a queda do Império Romano, os banhos entraram em declínio. Consequentemente, houve um grande crescimento do uso de outros produtos cosméticos, como as maquiagens e os perfumes, que continuaram sendo usados na Idade Moderna.

Na Idade Contemporânea, conforme Façanha (2003) e Suenaga et al. (2012), houve o maior entendimento de que as condições básicas de higiene são fundamentais para a saúde. No século XIX muitas mulheres produziam seus próprios cosméticos, e no final do século foi lançado o primeiro sabonete pela empresa Procter & Gamble.

Segundo Galembeck e Csordas (2009), durante o século XX, o número de indústrias cresceu, e nos anos 1950 o Brasil recebeu duas indústrias relacionadas a cosméticos de grande nome: a Avon e a L'oréal.

No fim do século XX e início do século XXI, ainda de acordo com Galembeck e Csordas (2009), surgiram os cosméticos com mais de uma função, como é o caso de bases e batons com filtro solar e efeito hidratante.

Como vimos, o uso de cosméticos está presente desde o início da civilização. Conhecendo um pouco de sua história, já podemos ter uma ideia do conceito de cosméticos: eles foram utilizados ao longo dos séculos para melhorar e proteger o aspecto e o odor da pele e dos cabelos. Galembeck e Csordas (2009) definem **cosméticos** como substâncias ou preparações que são aplicadas externamente sobre o corpo humano para limpeza e cuidado e para melhorar a aparência ou o odor do corpo. Ainda conforme os autores, não são considerados cosméticos os produtos destinados a tratar doenças, indisposições, ferimentos corpóreos ou aflições de saúde. Conforme Draelos (2011), os principais objetivos do uso de cosméticos são o fornecimento de precursores biológicos, a manutenção do teor de água, a formação de filmes protetores, o condicionamento e o brilho.

Composição dos cosméticos e suas funções

Os cosméticos não são formados por uma única substância, mas sim por um conjunto de ingredientes. Muitos desses componentes não têm ação estética e cosmética alguma, mas são necessários para conservar os produtos ou até mesmo para deixá-los no estado físico desejado. Um creme para o rosto, por exemplo, pode ter pelo menos seis ingredientes. Os principais constituintes de uma composição cosmética são os veículos, os tensoativos, os emolientes, os umectantes, os espessantes e os conservantes. Além destes, existem outros componentes relacionados ao marketing do produto, como corantes e perfumes (BAKI; ALEXANDER, 2015; BARAN; MAIBACH, 1998; GALEMBECK; CSORDAS, 2009).

O **veículo** é o componente presente em maior quantidade nos cosméticos, já que é ele que recebe os demais compostos e substâncias da formulação. De acordo com Galembeck e Csordas (2009), o veículo mais adequado para cada cosmético é estabelecido de acordo com as características dos demais componentes da fórmula, com base em questões de compatibilidade química, por exemplo. Exemplos de veículos são a água, o álcool e os óleos.

Já os **emolientes** são os responsáveis pela aparência e consistência do produto e geralmente são substâncias oleosas. Hidrocarbonetos, triglicerídeos, álcoois e silicones são exemplos dessa categoria. Geralmente os cremes para peles secas têm maior conteúdo de emolientes, conforme Baki e Alexander (2015), visto que eles auxiliam na hidratação da pele.

Os **umectantes**, por sua vez, previnem que os cosméticos sequem, pois são substâncias higroscópicas (absorvem água). Segundo Baki e Alexander (2015), o contato com o ar pode causar a dessecação dos produtos, o que pode modificar sua formulação; por isso, é fundamental o uso de umectantes na formulação.

Os **espessantes** aumentam a viscosidade dos produtos cosméticos. Existem dois tipos de espessantes: orgânicos e inorgânicos. Conforme Baran e Maibach (1998), os espessantes orgânicos podem ser tanto de fase aquosa como oleosa. A escolha do tipo de fase para a formulação depende das características químicas dos demais constituintes.

Os **tensoativos** ou surfactantes reduzem a tensão superficial da água permitindo a formação de produtos estáveis e uniformes. Segundo Atkins e Jones (2011), a característica-chave desses componentes é que eles são moléculas anfipáticas, ou seja, são solúveis em água (substância polar) e em solventes orgânicos apolares.

> **Saiba mais**
>
> Um tensoativo muito utilizado em xampus e sabonetes é o lauril sulfato de sódio. O lauril auxilia na estabilidade dos produtos, mas o principal motivo de seu uso nas formulações é a formação de espuma. Muitas pessoas acreditam que a espuma promove uma sensação maior de limpeza (BARAN; MAIBACH, 1998; GALEMBECK; CSORDAS, 2009).

Os **estabilizantes** evitam a deterioração dos produtos, que pode ocorrer devido à oxidação ou pelo crescimento de micro-organismos. Exemplos dessa categoria são os antioxidantes e os agentes antimicrobianos (GALEMBECK; CSORDAS, 2009).

Por fim, ainda temos substâncias relacionadas a propriedades organolépticas, isto é, que podem ser percebidas por sentidos humanos, como olfato e visão. Eles adicionam cor e cheiro ao produto por meio de corantes e fragrâncias. Segundo Galembeck e Csordas (2009), esses componentes estão mais relacionados ao marketing do produto.

Estruturas químicas das formulações cosméticas

Neste tópico conheceremos a estrutura química de cada um dos componentes das formulações de cosméticos, começando pelos veículos.

Podemos exemplificar como veículos a água e o óleo. Segundo Atkins e Jones (2011), a **água** é uma substância polar formada por oxigênio e hidrogênio. Já os **óleos** são substâncias apolares, geralmente formadas por compostos de cadeia carbônica (Figura 1).

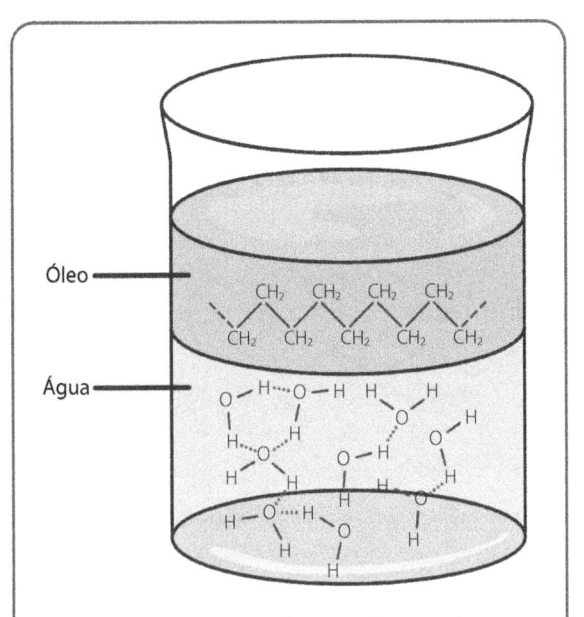

Figura 1. Os veículos água e óleo. Nesta figura, podemos ver que as estruturas químicas da água e do óleo são diferentes. Como a água tem característica polar, e o óleo é apolar, essas substâncias não se misturam. Por questões de compatibilidade química, dependendo do tipo de ativos cosméticos e outros componentes, um dos veículos é mais adequado do que o outro nas formulações.
Fonte: Udaix/Shutterstock.com

Saiba mais

Recordando conceitos químicos: a polaridade de uma ligação e de uma molécula está relacionada à distribuição dos elétrons ao redor dos átomos. Se a distribuição for simétrica, a molécula será apolar; se for assimétrica, a molécula é polar (ATKINS; JONES, 2011).

Os emolientes, conforme Galembeck e Csordas (2009), são formados de compostos orgânicos como hidrocarbonetos saturados, álcoois graxos e éter, que são substâncias apolares ou de pouca polaridade e, por isso, pouco solúveis em meio aquoso (Figura 2).

Figura 2. Estrutura química de hidrocarbonetos, álcoois graxos e éter.
Fontes: Manske (2002), Álcool Cetílico (2017) e Benjah (2006).

Os umectantes, que são altamente higroscópicos, são formados por substâncias com diversos grupos hidrofílicos, como a hidroxila (OH), e também têm como exemplos aminas e grupos carboxílicos (Figura 3).

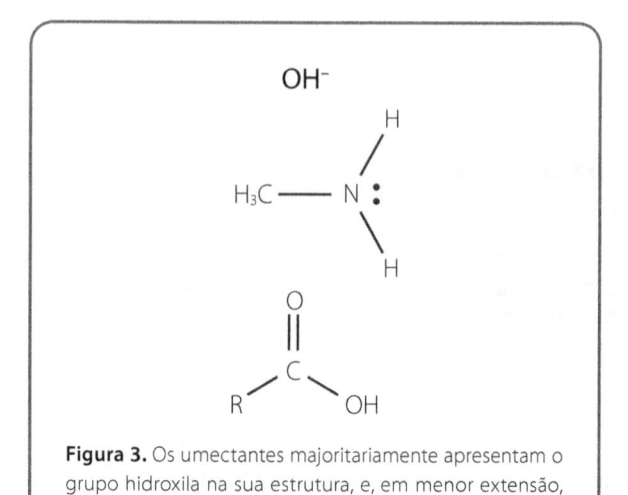

Figura 3. Os umectantes majoritariamente apresentam o grupo hidroxila na sua estrutura, e, em menor extensão, aminas e carboxilas.
Fontes: Radical (chemistry) (2017), Carboxylic (2007) e Amine (2017).

Os espessantes, como vimos antes, podem ser orgânicos ou inorgânicos. Segundo Baki e Alexander (2015), os orgânicos podem ser de fase oleosa, como álcoois graxos, ou de fase aquosa, como polímeros de celulose. Já os inorgânicos geralmente são bases, como hidróxido de sódio e hidróxido de potássio.

Saiba mais

Você sabe as diferenças entre compostos orgânicos e inorgânicos? Os compostos orgânicos têm em sua base a estrutura de átomos de carbono, além de outros átomos que designam um organismo vivo. Já os inorgânicos não possuem o átomo de carbono organizado em cadeia em sua formação (QUÍMICA, 2014).

Os tensoativos são compostos de estruturas polares e apolares, ou seja, são moléculas anfipáticas contendo uma parte hidrofóbica e uma parte hidrofílica. Essas substâncias são capazes de formar micelas, que é um agregado que se forma espontaneamente (Figura 4). A região apolar da molécula apresenta repulsão pela água e atração pelo óleo; em contrapartida, a região polar apresenta atração pela água e repulsão pelo óleo. Dessa forma, essas duas regiões são unidas de forma estável (MOREIRA, 2014).

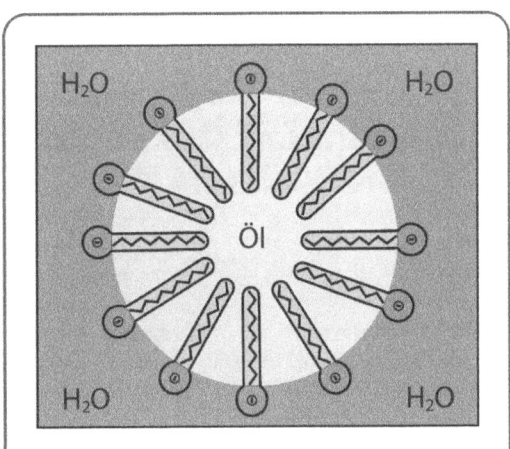

Figura 4. Micelas formadas por tensoativos quando em contato com substâncias polares e apolares.
Fonte: Poyraz (2016).

Por fim, temos como exemplo de estabilizante os **antioxidantes**, moléculas capazes de inibir a oxidação de outras moléculas. Em razão disso, são usados para evitar que reações de oxidação degradem o produto cosmético (AUGUSTO, 2006; BAKI; ALEXANDER, 2015).

Reação redox com transferência de elétrons

Redutor é oxidado
(oxidação – átomo cede um elétron)

Oxidante é reduzido
(redução – átomo recebe um elétron)

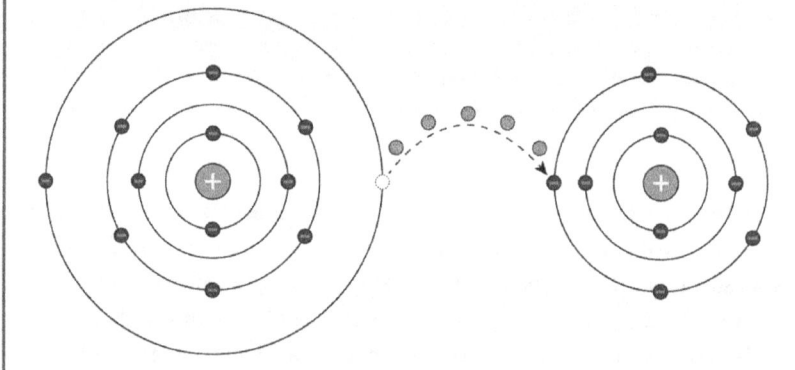

Figura 5. Reações de oxidação e redução ocorrem simultaneamente e há transferência de elétrons, que são partículas dos átomos de carga negativa.
Fonte: Chromatos/Shutterstock.com.

Exercícios

1. Os produtos cosméticos são utilizados desde a Antiguidade. Sobre o histórico e o conceito deles, marque a opção correta.
   a) O clima desértico do Egito fazia com que os egípcios ficassem com a pele extremamente oleosa, por isso usavam cosméticos com base em gel.
   b) Os atores dos teatros grego e romano utilizavam maquiagem à base de chumbo.
   c) Na Idade Média, houve uma grande revolução de cosméticos para higiene.
   d) Na Idade Moderna, houve uma grande expansão da indústria cosmética.
   e) Os cosméticos podem ser utilizados para tratar doenças.

2. Nas formulações cosméticas, há sempre um componente

chamado veículo. Assinale a alternativa correta sobre ele.
a) A água é o veículo mais utilizado em formulações cosméticas.
b) Água, álcool e óleo são exemplos de veículos em formulações cosméticas.
c) Veículo é o componente que existe em menor quantidade na formulação cosmética.
d) O veículo é utilizado em formulações cosméticas por questões de marketing.
e) Os veículos são responsáveis pela consistência do produto.

3. Sobre os tensoativos em formulações cosméticas, podemos afirmar que:
a) os tensoativos são utilizados para evitar ressecamento do produto.
b) o lauril sulfato de sódio é utilizado em formulações apenas para produzir espuma, não sendo considerado um tensoativo.
c) um dos motivos do uso de tensoativos é evitar a oxidação do produto cosmético.
d) são substâncias usadas como agentes de limpeza.
e) os tensoativos são usados para evitar a contaminação por micro-organismos.

4. Sobre os componentes das formulações estéticas, aponte a alternativa correta.
a) Os corantes e fragrâncias são componentes obrigatórios em formulações estéticas.
b) Os umectantes são responsáveis pela aparência e consistência do produto.
c) Os emolientes são substâncias majoritariamente polares.
d) Exemplos de estabilizantes são os agentes antimicrobianos.
e) Para estabilizar o produto são usados os espessantes.

5. Os produtos cosméticos são formados por diversos ingredientes responsáveis pelo mecanismo de ação, pela estabilidade e pela consistência do cosmético. Dessa forma, conhecer a estrutura química desses elementos nos ajuda a reconhecer a função do cosmético e para quem ele é indicado. Assinale a alternativa correta sobre a estrutura química dos cosméticos.
a) Os umectantes são substâncias de característica apolar.
b) Os espessantes são componentes de origem inorgânica.
c) Os tensoativos são anfipáticos.
d) Produzir micelas espontaneamente é uma característica dos umectantes.
e) Os antioxidantes são usados como estabilizantes porque diminuem reações de redução do cosmético.

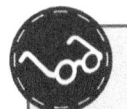

Referências

ÁLCOOL CETÍLICO. Wikipédia, Flórida, 2017. Disponível em: <https://pt.wikipedia.org/w/index.php?title=%C3%81lcool_cet%C3%ADlico&oldid=48240085>. Acesso em: 19 set. 2017.

AMINE. Wikipédia, Flórida, 2017. Disponível em: <https://en.wikipedia.org/wiki/Amine>. Acesso em: 19 set. 2017.

ATKINS, P.; JONES, L. *Princípios de Química*: questionando a vida moderna e o meio Ambiente. 5. ed. Porto Alegre: Bookman, 2011.AUGUSTO, O. Radicais Livres: bons , maus e naturais. São Paulo: Oficina de Textos, 2006. (Série Inventando o Futuro).

BAKI, G.; ALEXANDER, K. S. *Introduction to Cosmetic Formulation and Technology*. Hoboken: Wiley John Wiley & Sons, 2015.

BARAN, R. M. H.; MAIBACH, H. I.*Textbook of Cosmetic Dermatology*. Nova York: Informa,1998.

BARATA, E. A. F. *Cosméticos*: arte e ciência. Portugal: Lidel, 2002.

BENJAH. Ether-(general).png. *Wikimedia Commons*, San Francisco, 2006. Disponível em: <https://pt.wikipedia.org/wiki/Ficheiro:Ether-(general).png>. Acesso em: 19 set. 2017.

CARBOXYLIC-acid.svg. *Wikimedia Commons*, San Francisco, 2007. Disponível em: <https://en.wikipedia.org/wiki/Carboxylic_acid#/media/File:Carboxylic-acid.svg>. Acesso em: 19 set. 2017.

DRAELOS, Z. K. *Cosmetics and dermatological problems and solutions*: a problem based approach. London: Informa Healthcare, 2011.

FAÇANHA, R. *Estética Comtemporânea*. Rio de Janeiro: Rubio, 2003.

GALEMBECK, F.; CSORDAS, Y. *Cosméticos*: a química da beleza. Rio de Janeiro: CCEAD PUC-Rio, 2009.

MANSKE, M. Octane.png. *Wikimedia Commons*, San Francisco, 2002. Disponível em: <https://commons.wikimedia.org/wiki/File:Octane.png>. Acesso em: 19 set. 2017.

MOREIRA, F. R.; MOREIRA, J. C. *A cinética do chumbo no organismo humano e sua importância para a saúde*. Ciência & Saúde Coletiva, Rio de Janeiro, v. 9, n. 1, p. 167–181, 2004.

MOREIRA, R. *O que são tensoativos?* Química Legal, Goiânia, 2014. Disponível em: <http://www.quimicalegal.com/tensoativos-o-que-sao/>. Acesso em: 30 ago. 2017.

POYRAZ 72. Surfactant-oil-droplet in water de.svg. *Wikimedia Commons*, San Francisco, 2016. Disponível em: <https://commons.wikimedia.org/wiki/File:Surfactant-oil-droplet_in_water_de.svg>. Acesso em: 19 set. 2017.

QUÍMICA Orgânica x Química Inorgânica:diferenças. *Colégio Web*, 2014. Disponível em: <https://www.colegioweb.com.br/quimica/quimica-organica-x-quimica-inorganica-diferencas.html>. Acesso em: 31 ago. 2017.

RADICAL (chemistry). Wikipédia, Flórida, 2017. Disponível em: <https://en.wikipedia.org/wiki/Radical_(chemistry)>. Acesso em: 19 set. 2017.

SCHMITZ, D. S.; LAURENTINO, L.; MACHADO, M. *Estética facial e corporal*: uma revisão bibliográfica. Balneário Camburiú: UNIVALI, 2010.

SUENAGA, C. et al. *Conceito, beleza e contemporaneidade*: fragmentos históricos no decorrer da evolução estética. Trabalho de Conclusão de Curso (Cosmetologia e Estética) - Universidade Federal do Vale do Itajaí, Itajaí, 2012.

UNIDADE 4

Tipos de cosméticos

Objetivos de aprendizagem

Ao final deste texto, você deve apresentar os seguintes aprendizados:

- Descrever os tipos de cosméticos de acordo com o grau de risco às pessoas informado pela Anvisa.
- Identificar as características dos tipos de cosméticos segundo a região do corpo que ele será utilizado.
- Conhecer os tipos de cosméticos de acordo com a sua forma de apresentação ou forma física.

Introdução

Os cosméticos potencializam o tratamento das mais diversas disfunções estéticas, e por isso são fundamentais no dia a dia do profissional esteticista. Existem muitos produtos cosméticos no mercado, e é fundamental conhecer a função de cada um.

Os cosméticos podem ser classificados de acordo com o grau de risco, isto é, a possibilidade de causar mal às pessoas, e também conforme a região de aplicação, uma vez que cada área do corpo tem características próprias. Eles também podem ser catalogados de acordo com a forma de apresentação, podendo variar entre cremes, géis, espumas e outros formatos.

Neste texto, você conhecerá os tipos de cosméticos de acordo com o grau de risco, a região de aplicação e as formas de apresentação.

Classificação segundo o grau de risco

Cosméticos são substâncias ou produtos utilizados para alterar a aparência ou fragrância do corpo. Eles podem ser classificados segundo o grau de risco, o direcionamento do produto e as formas de apresentação.

Assim como os produtos de higiene e perfumes, os cosméticos são regulados no Brasil pela Agência Nacional de Vigilância Sanitária (Anvisa) e pela Resolução RDC n° 7, de 10 de fevereiro de 2015. Segundo essa legislação, os cosméticos são definidos como "preparações constituídas por substâncias naturais ou sintéticas, de uso externo nas diversas partes do corpo humano, pele, sistema capilar, unhas, lábios, órgãos genitais externos, dentes e membranas mucosas da cavidade oral, com o objetivo exclusivo ou principal de limpá-los, perfumá-los, alterar sua aparência e ou corrigir odores corporais e ou protegê-los ou mantê-los em bom estado" (ANVISA, 2017; BRASIL, 2015).

> **Link**
>
> Leia a RDC n° 7, de 10 de fevereiro de 2015 (BRASIL, 2015), no link a seguir:
>
> https://goo.gl/frcrrg

A classificação se baseia no **risco aos consumidores** em graus I e II. Segundo a RDC, produtos **grau I (risco mínimo)** se caracterizam por "possuírem propriedades básicas ou elementares, cuja comprovação não seja inicialmente necessária e não requeiram informações detalhadas quanto ao seu modo de usar e suas restrições de uso, devido às características intrínsecas do produto" (ANVISA, 2017; BRASIL, 2015) Exemplos disso são demaquilantes, águas de colônia, esmaltes e máscaras para cílios. Já os produtos **grau II (risco potencial)** possuem indicações específicas e são caracterizados por exigirem "comprovação de segurança e/ou eficácia, bem como informações e cuidados, modo e restrições de uso", por exemplo, xampus, condicionadores, antitranspirantes e maquiagens com fotoprotetor (ANVISA, 2017; BRASIL, 2015).

Classificação segundo a região de aplicação

Outra classificação para os diferentes tipos de cosméticos é de acordo com o **local de aplicação**, isto é, a determinação da região do corpo na qual o produto irá atuar. Conforme Baran e Maibach (1998) e Kede e Sabatovich (2004), cada parte do corpo tem as suas peculiaridades e, por isso, existem produtos específicos para cada região, especialmente no que diz respeito ao **pH de cada área** corporal.

A **pele** apresenta um pH mais ácido, em torno de 5 a 5,5; entretanto, em regiões de maior transpiração, como axilas e virilhas, o pH é maior (em torno de 7). Dessa forma, segundo Galembeck e Csordas (2009), os cosméticos para pele devem respeitar essas **faixas de pH** (Figura 1).

Saiba mais

O pH, ou potencial do hidrogênio, é uma escala numérica usada para especificar a acidez ou a basicidade de uma solução aquosa (ATKINS; JONES, 2011).

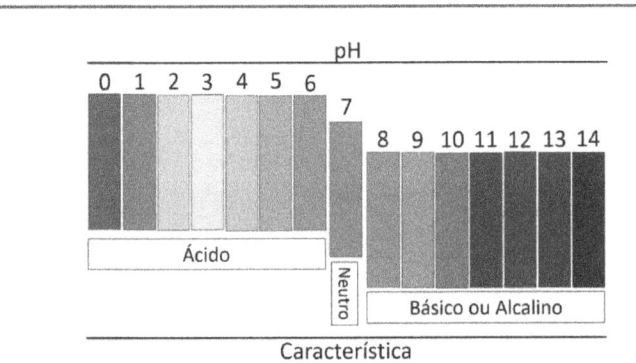

Figura 1. A escala de pH.
Fonte: Produzido pelos autores.

Além disso, a pele apresenta uma **proteção lipídica**. Os cosméticos devem ser capazes de romper essa barreira com o uso de tensoativos, que são capazes de emulsionar as gorduras facilitando a sua remoção. Conforme Baran e Maibach (1998) e Galembeck e Csordas (2009), geralmente o pH de sabonetes faciais, por exemplo, fica em torno de 7 e corporais até 8 (um pouco maior que o da pele) para que possa retirar a gordura e fazer a higienização da pele.

Segundo Junqueira e Carneiro (2004) e Kede e Sabatovich (2004), os **cabelos**, bem como o resto dos pelos que temos no corpo, são originados por invaginações da epiderme chamadas de **folículos pilosos** (Figura 2). Os fios de cabelo passam pela abertura do folículo para o meio externo, onde são recobertos por água, lipídios e sais minerais, estes últimos oriundos do suor.

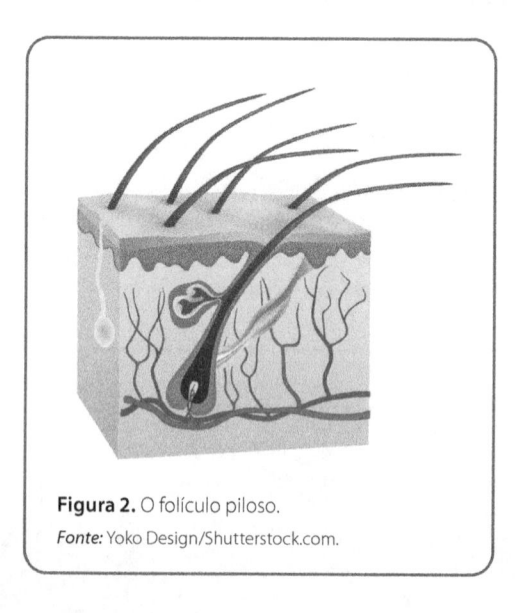

Figura 2. O folículo piloso.
Fonte: Yoko Design/Shutterstock.com.

O pH dos cabelos, como o da pele, é ácido, e a princípio poderíamos usar substâncias alcalinas para remover a camada formada por lipídios, suor e sujidade vinda do ambiente. Entretanto, conforme Galembeck e Csordas (2009), o cabelo apresenta **cutículas** que podem abrir quando em contato com substâncias alcalinas, deixando o cabelo sem vida. Por isso, para fazer a limpeza, o pH não pode ser tão alcalino quanto o dos produtos para a pele, e nesse caso usamos xampus, e não sabonetes, para que os cabelos não fiquem danificados.

> **Saiba mais**
>
> Pequenos vasos sanguíneos na base de cada folículo alimentam a raiz do cabelo para mantê-lo crescendo. Mas, uma vez que o cabelo chega à superfície da pele, as células do fio não estão mais vivas. Ou seja, o cabelo que você vê em cada parte do seu corpo contém células mortas (JUNQUEIRA; CARNEIRO, 2004).

Outro local de aplicação de cosméticos é a **cavidade oral**, formada por boca e lábios. Nessa região, há **saliva**, que é produzida pelas glândulas salivares parótida, sublingual e submandibular. Segundo Junqueira e Carneiro (2004) e Montanari (2006), essa secreção aquosa tem enzimas digestivas e de contenção de proliferação de micro-organismos. O pH da saliva gira em torno de 7, e, por isso, os cosméticos para essa região seguem essa faixa de pH e devem ser resistentes à ação das enzimas presentes na cavidade oral.

Uma peculiaridade da pele dos lábios é que ela é mais fina dos que a das demais regiões, além de não apresentar secreções sebáceas, sendo mais suscetível à desidratação (Figura 3) (BARAN; MAIBACH, 1998; GALEMBECK; CSORDAS, 2009; KEDE; SABATOVICH, 2004).

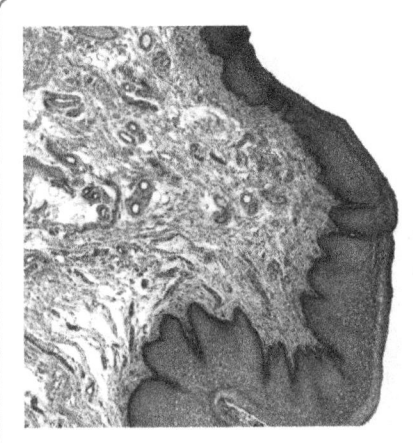

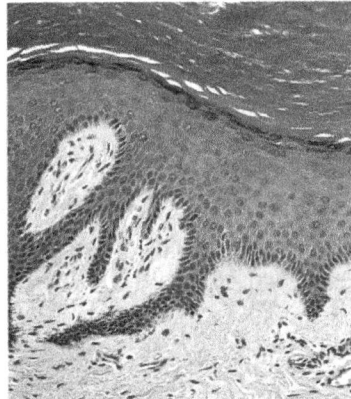

Figura 3. Diferença do tamanho do epitélio dos lábios e da palma da mão.
Fonte: Christopher Meade/Shutterstock.com e Jose Luis Calvo/Shutterstock.com.

Classificação segundo a forma de apresentação

Os cosméticos também são classificados de acordo com a **forma de apresentação**, ou seja, a forma física do produto, e podem ser cremes, pomadas, óleos, loções e géis, podendo ser utilizados em diferentes partes do nosso corpo (PHARMAQUEST, [2012]).

Os cosméticos com base **creme** são sólidos ou semi-sólidos, e por isso são mais pastosos, consistentes e emulsionados. De acordo com Baki e Alexander (2015), eles são formulações de alta viscosidade, com alto conteúdo de hidrocarbonetos e ceras e baixa quantidade de água (em torno de 20%). Uma vez que os cremes contêm uma maior quantidade de fase de óleo, eles são geralmente mais gordurosos, não sendo indicados para peles oleosas.

As **pomadas** são produtos semi-sólidos muito mais grossos que os cremes, pois seu conteúdo aquoso fica abaixo de 20%. Segundo Baki e Alexander (2015) e a *Cosmetic ingredients database* (EUROPEAN COMISSION, 2017), as pomadas têm uma natureza oclusiva e fornecem um selo sobre a pele. No entanto, elas têm um aspecto menos atrativo do que os demais produtos para cuidados da pele e de dermatologia, pois são pegajosas e pesadas. As pomadas são vantajosas para áreas de pele menores que são extremamente secas e precisam de umidade e para áreas que são propensas à fricção da roupa e precisam de proteção.

Apesar de não poderem ser utilizados em todos os tipos de pele, os **óleos** são usados em formulações principalmente por dois motivos: por serem muito compatíveis com várias vitaminas que possuem caráter apolar e pelo tempo prolongado de permanência sobre a pele, devido à sua difícil remoção (XQUIMICA. 2013).

Outro tipo de base é a **loção**, que corresponde a uma solução química em que o líquido é transparente ou opaco, incolor ou colorido. A loção é projetada para ser absorvida pela pele rapidamente. São fórmulas com baixa viscosidade (finas) e contêm uma maior quantidade de água do que os cremes. Devido à maior quantidade de fase aquosa, elas são menos gordurosas. Essa formulação permite uma aplicação mais suave e, por ter menos gorduras e óleos, pode ser usada em peles oleosas (BAKI; ALEXANDER, 2015; PHARMAQUEST, [2012]).

Uma forma muito apropriada para quem tem pele oleosa, acneica ou seborreica são os **géis**, já que uma fórmula de gel oferecerá hidratação sem óleo. Conforme Baki e Alexander (2015) e Galembeck e Csordas (2009), esta forma de apresentação é transparente e semissólida e contém agentes gelificantes para fornecer rigidez. Já nas formulações do tipo **espuma**, segundo Baki e

Alexander (2015), a fase gasosa é dispersa em um meio líquido contínuo, e esses produtos podem ser utilizados em todos os tipos de pele.

Por fim, ainda existem formulações do tipo pó, leite, pastas e cápsulas. Nesse tópico, você conheceu as principais formas de apresentação dos cosméticos, também utilizadas para sua classificação.

Exercícios

1. Existem diversas classificações de cosméticos, sendo uma delas de acordo com o grau de risco. Sobre esse tema, é correto afirmar que:
   a) no Brasil, a Agência Nacional de Vigilância Sanitária faz a regulamentação e fiscalização de produtos cosméticos.
   b) existem três graus de risco em formulações cosméticas: baixo, médio e alto.
   c) as maquiagens não apresentam risco algum à saúde.
   d) a legislação de cosméticos no Brasil também visa determinar as formulações para cada tipo de pele.
   e) um dos objetivos do uso de cosméticos é melhorar a aparência das pessoas.

2. Os cosméticos devem apresentar características específicas para que possam ser usados em determinada área do corpo. Assinale a alternativa correta sobre esse tema.
   a) A pele apresenta pH levemente básico, por isso, quanto mais básico o cosmético, melhor.
   b) A única diferença entre a pele dos lábios e do restante do corpo é a espessura.
   c) O pH ideal para xampus é ácido.
   d) O sabonete mais alcalino é o ideal para a pele.
   e) Diferentemente dos sabonetes, os xampus não apresentam tensoativos em sua formulação.

3. Sobre formas de apresentação do tipo óleo, é correto afirmar que:
   a) são formas de apresentação cosmética que podem ser usadas por todos os tipos de pele.
   b) os óleos têm como característica química principal a polaridade.
   c) o tempo de permanência na pele é inferior às demais formas de apresentação.
   d) são compatíveis com vitaminas lipossolúveis.
   e) diferentemente de cremes e pomadas, não têm natureza oclusiva.

4. Sobre as formulações do tipo creme, assinale a alternativa correta.
   a) São menos consistentes e emulsionados.
   b) Apresentam um alto conteúdo de água.
   c) São excelentes para peles oleosas.
   d) Contêm baixa viscosidade.
   e) São menos densos que as pomadas.

5. As formulações em gel, loção e espuma foram um grande passo para as formulações cosméticas,

podendo ser usados em muitos tipos de pele. Assinale a alternativa correta sobre esses tipos de cosméticos.
a) São formulações de alta viscosidade com alta quantidade de óleos.
b) São ideais para peles secas e normais, pois são mais oclusivos.
c) Formas em gel não permitem hidratação da pele; dessa forma, sempre é necessário usar outro tipo de cosmético.
d) Têm maior quantidade de água na formulação quando comparados com cremes.
e) Em loções, a fase gasosa fica dispersa no meio líquido.

Referências

ANVISA. *Cosméticos*. Brasília, DF, 2017. Disponível em: <http://portal.anvisa.gov.br/cosmeticos>. Acesso em: 29 ago. 2017.

ATKINS, P.; JONES, L. *Princípios de Química*: questionando a vida moderna e o meio Ambiente. 5. ed. Porto Alegre: Bookman, 2011.

BAKI, G.; ALEXANDER, K. S. *Introduction to Cosmetic Formulation and Technology*. Hoboken: John Wiley & Sons, 2015.BARAN, R. M. H.; MAIBACH, H. I.Textbook of Cosmetic Dermatology. Nova York: Informa, 1998.

BRASIL. Ministério da Saúde. *Resolução da Diretoria Colegiada* - RDC nº 07, de 10 de fevereiro de 2015. Dispõe sobre os requisitos técnicos para a regularização de produtos de higiene pessoal, cosméticos e perfumes e dá outras providências. Brasília, DF, 2015. Disponível em: <http://bvsms.saude.gov.br/bvs/saudelegis/anvisa/2015/rdc0007_10_02_2015.pdf>. Acesso em: 19 set. 2017.

EUROPEAN COMISSION. *Cosmetic ingredients database*. Brussels, 2017. Disponível em: <https://ec.europa.eu/growth/sectors/cosmetics/cosing_pt>. Acesso em: 19 set. 2017.

GALEMBECK, F.; CSORDAS, Y. *Cosméticos*: a química da beleza. Rio de Janeiro: CCEAD PUC-Rio, 2009.

JUNQUEIRA L. C.; CARNEIRO, J. *Histologia Básica*. 10. ed. São Paulo: Guanabara Koogan, 2004.

KEDE, M. P. V.; SABATOVICH, O. *Dermatologia estética*. São Paulo: Atheneu, 2004.

MONTANARI, T. *Histologia*: texto, atlas e roteiro de aulas práticas. Porto Alegre: da autora, 2006. PHARMAQUEST. Formulation and evaluation of various cosmetic and dental product. East Hartford, [2012].

XQUIMICA. *Diferenças entre cremes, loções, óleos, géis*. São Paulo, 2013. Disponível em: <https://xquimica.blogspot.com.br/2013/03/diferencas-entre-cremes-locoes-oleos.html>. Acesso em: 29 ago. 2017.

Tratamentos cosméticos faciais

Objetivos de aprendizagem

Ao final deste texto, você deve apresentar os seguintes aprendizados:

- Elencar as principais disfunções estéticas faciais.
- Definir as alterações de pele decorrentes do envelhecimento e seus tratamentos estéticos.
- Diferenciar as alterações relacionadas com discromias.

Introdução

A preocupação com a imagem pessoal faz com que as pessoas busquem cada vez mais a aparência perfeita, muitas vezes imposta pela sociedade e pela mídia. Nos últimos anos, tem-se observado uma elevada procura por tratamentos estéticos, em especial aqueles voltados para a prevenção e redução de alterações inestéticas faciais. Devido à essa demanda, os profissionais esteticistas sentem-se motivados a buscar qualificações e atualizações.

As principais queixas de disfunções estéticas faciais na prática das clínicas de estética são relacionadas às hipercromias, à flacidez e às rugas. Também é bastante comum a procura por tratamentos estéticos para o controle da acne. As propostas de tratamento devem ser elaboradas especificamente para cada caso, a fim de se obterem melhores resultados. Para o manejo desses problemas de pele, podem ser realizados procedimentos estéticos que utilizam recursos cosméticos, eletroestéticos e manuais.

Neste texto, você vai aprender sobre as alterações inestéticas faciais mais comuns e sobre os procedimentos, técnicas e produtos utilizados no manejo dessas disfunções. Para uma melhor compreensão, os assuntos foram divididos de acordo com cada disfunção.

Flacidez e rugas

O termo **flacidez** refere-se à qualidade ou ao estado de flácido, ou seja, mole, frouxo, lânguido. Ela pode apresentar-se de duas formas distintas: flacidez muscular ou flacidez tissular. Conforme os autores Guirro e Guirro (2010), é muito comum que os dois tipos apareçam associados, alterando o contorno facial.

A flacidez é provocada pela perda de elementos do tecido conjuntivo, como fibroblastos, elastina e colágeno. Segundo Agne (2009), esta perda faz com que a rede de elementos do tecido se torne menos densa, reduzindo a firmeza entre as células.

Com o envelhecimento, a pele tende a se tornar mais delgada, enrugada e seca em alguns locais, e ocasionalmente escamosa. As fibras colágenas da derme se tornam mais grossas, as fibras elásticas perdem parte da sua elasticidade e há um decréscimo gradual da gordura depositada no tecido subcutâneo (GUIRRO; GUIRRO, 2010). A Figura 1 ilustra o processo de envelhecimento facial.

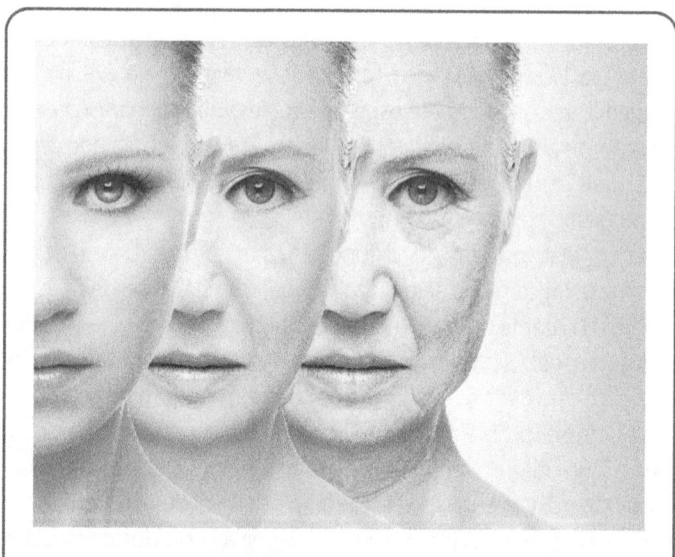

Figura 1. Processo de envelhecimento facial. Com a idade, a espessura da epiderme vai diminuindo, deixando transparecer os vasos superficiais. A melanina forma conjuntos irregulares, produzindo um aspecto manchado, e a tonalidade da pele tende a mudar de avermelhada para amarelada.
Fonte: Evgeny Atamanenko/Shutterstock.com

Segundo Kede e Sabatovich (2009), é dessa forma que surgem as **rugas**, definidas como linhas e depressões que se formam na pele com o envelhecimento. São dobras que ocorrem ao longo dos anos pela força da musculatura e pelos movimentos tanto dos membros como de todos os músculos que produzem a **expressão facial**. Ainda segundo os autores, essas dobras, quando associadas aos efeitos solares, podem se tornar definitivas, profundas e até mesmo causar alterações na qualidade da pele.

Abordagem terapêutica

Devido ao processo contínuo de degradação dos fibroblastos sofrido pela pele do rosto, os tratamentos preventivos para a flacidez são muito importantes. Devem-se utilizar recursos que promovam a formação de um novo colágeno, além de esfoliações físicas e químicas para a renovação celular, hidratação e nutrição da pele. Seguem abaixo alguns procedimentos para a prevenção da flacidez do rosto.

- **Microcorrentes:** trata-se de uma corrente polarizada interrompida, cujos objetivos, segundo Pereira (2013), são: aumentar a permeabilidade da membrana celular, facilitando a introdução de princípios ativos; estimular a produção de fibroblastos e a síntese de proteínas; aumentar o ATP; e aumentar a síntese de colágeno, melhorando assim a qualidade da pele.
- *Eletrolifting:* utiliza-se uma corrente contínua em microampéres para estimular as rugas e as linhas de expressão individualmente, até que ocorra hiperemia e edema em todo o seu trajeto. Você pode aplicar a técnica utilizando um eletrodo em forma de caneta, deslizando-a no sulco da ruga, ou uma agulha especial na extremidade do eletrodo (galvanopuntura), fazendo a punturação em todo o trajeto da ruga. Segundo Borges (2010), o objetivo do *eletrolifting* é provocar uma lesão tecidual, produzindo um processo inflamatório que será responsável pelo efeito de preenchimento das rugas ao longo de todas as fases do reparo do tecido, com a formação de um novo colágeno.

- **Radiofrequência:** esta é uma técnica utilizada com êxito nos tratamentos para flacidez da pele, rugas e rejuvenescimento. O calor produzido pela corrente de radiofrequência é direcionado para a derme, onde as fibrilas de colágeno, ao atingirem a temperatura adequada, sofrem um encurtamento decorrente da quebra de pontes de hidrogênio intramoleculares, levando a uma alteração da estrutura de tripla hélice do colágeno, manifestada clinicamente por estiramento e firmeza da pele (Figura 2). Ocorre ainda uma ação secundária, em decorrência da liberação de mediadores de resposta inflamatória, que promove contração e remodelação gradual do colágeno, acompanhadas de neocolanogênese (aumento do metabolismo dos fibroblastos) (KEDE; SABATOVICH, 2009; AGNE, 2013).

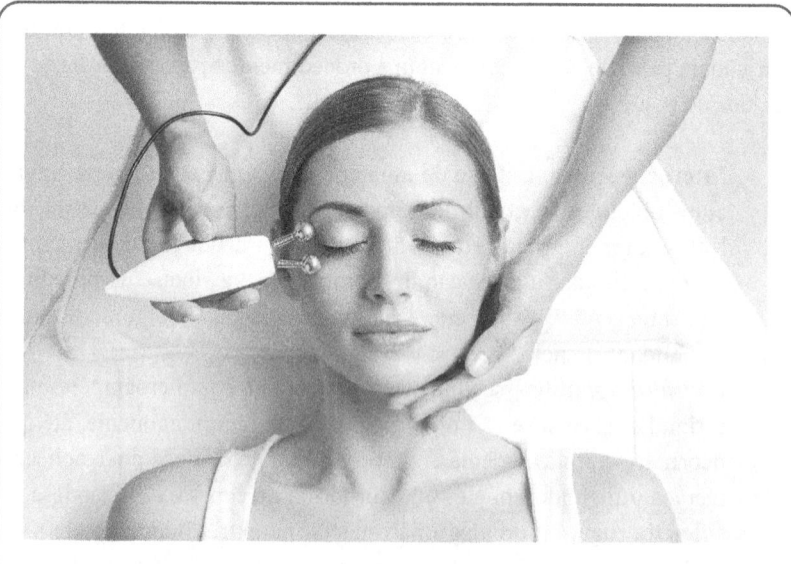

Figura 2. Radiofrequência para estímulo de neocolanogênese, utilizando um dispositivo com manopla bipolar.
Fonte: Evgeny varlamov/Shutterstock.com

- **Microagulhamento:** conhecido como terapia de indução percutânea de colágeno (TIPC), ou Dermaroller© (2017), veio como uma nova modalidade de tratamento para cicatrizes, estrias, rugas, flacidez e alopecias. Auxilia também no rejuvenescimento facial e na permeação de ativos na pele (KALIL et al., 2015). Conforme Lima, Lima e Takano (2013), seu funcionamento se dá pela penetração de microagulhas na epiderme, repetidamente, formando microcanais que ocasionam uma reação inflamatória, com a liberação de fatores de crescimento e, consequentemente, a proliferação de novas células. A técnica visa estimular a produção de colágeno por meio do processo de cicatrização (Figura 3).

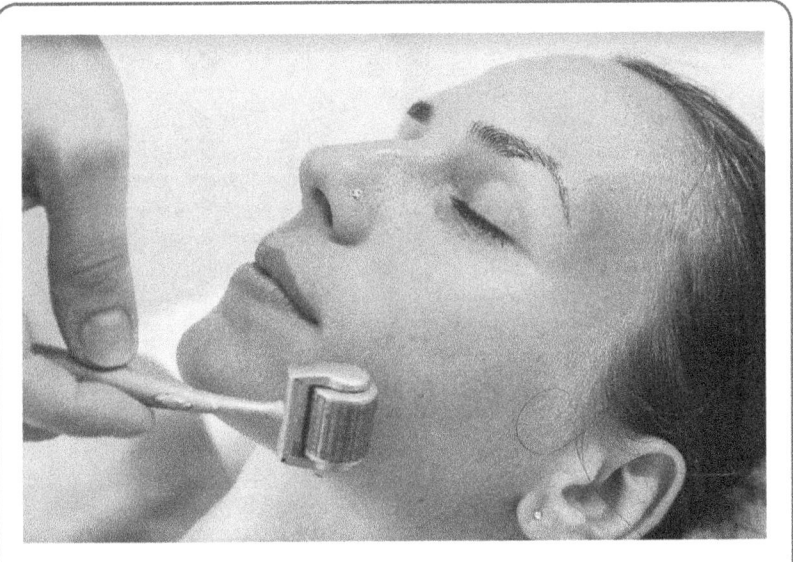

Figura 3. Microagulhamento ou terapia percutânea de colágeno.
Fonte: Rus S/Shutterstock.com

Fique atento

Para que você tenha uma melhor compreensão sobre o processo de envelhecimento e o aparecimento de flacidez e rugas, veja abaixo a diferença entre o envelhecimento intrínseco e o extrínseco.

1. **Envelhecimento intrínseco:** segundo Bagatin (2009), o envelhecimento intrínseco é um processo que ocorre paralelamente ao envelhecimento de todos os órgãos. Depende do tempo e resulta de danos endógenos provocados pela acumulação temporal de radicais livres de oxigênio, por influência hormonal e também pelas características genéticas de cada indivíduo. Corresponde a alterações em nível celular, decorrentes da deterioração progressiva (BAGATIN, 2009).
No envelhecimento intrínseco, segundo Steiner (2008), a camada córnea sofre modificações na sua espessura, ocorre pequena alteração no tamanho e na organização das fibras de colágeno e de elastina, há uma diminuição no número de folículos pilosos, bem como no número de glândulas sebáceas e sudoríparas. Observa-se também um leve achatamento na junção dermo-epidérmica, ainda conforme Steiner (2008).
2. **Envelhecimento extrínseco:** o envelhecimento extrínseco não é influenciado pela idade, mas sim por fatores externos ao organismo. Podemos chamá-lo também de fotoenvelhecimento, pois acredita-se que o principal agente causador seja a radiação ultravioleta (UV). No entanto, conforme Sampaio e Rivitti (2008), existem outros fatores conhecidos e comprovados como influentes e geradores de alterações significativas ao nível cutâneo, conduzindo a manifestações clínicas de envelhecimento: fatores como o tabagismo, a poluição ambiental, o estilo de vida (sedentarismo, má alimentação, consumo de álcool), o estresse fisiológico e físico, dentre outros. Segundo os autores, estes fatores estão relacionados a 90% dos danos observados na pele envelhecida.

Link

No link a seguir, você pode ler mais sobre acne e fotobiomodulação (ALVARES; TABORDA; ALMA, 2012):

https://goo.gl/YR5cqA

Hipercromias

As **hipercromias** são alterações de cor na pele, caracterizadas pelo aumento da quantidade de melanina na derme e na epiderme. A **melanina** é o pigmento responsável pela cor da pele e é produzida por células denominadas **melanócitos**, que se situam na camada basal. Segundo Alam, Gladstoone e Tung (2010), o número de melanócitos é regular em todos os tipos de pele, e o que determina a maior ou menor pigmentação da pele é a quantidade e o tipo de melanina produzida, aliados aos fatores estimulantes de sua síntese. Entre as hipercromias mais comuns, estão as melanoses, o melasma e as efélides (sardas).

Melanoses

De acordo com Kede e Sabatovich (2009), as **melanoses solares** são manchas também conhecidas como "manchas senis", por serem mais comuns em pessoas de mais idade. Porém, segundo os autores, elas não são causadas pelo envelhecimento cronológico, e sim pelo **envelhecimento extrínseco**, surgindo com o passar do tempo.

Segundo Azulay et al (2011), as melanoses são manchas escuras de cor acastanhada, geralmente pequenas, mas que podem chegar a alguns centímetros de diâmetro (Figura 4). Elas aparecem apenas nas áreas que ficam muito expostas ao sol, como rosto, dorso das mãos e dos antebraços, colo e ombros, sendo mais frequentes em pessoas de pele clara. Conforme os autores, o dano solar acumulado ao longo dos anos induz ao aumento do número de melanócitos e de sua atividade, aumentando a produção de melanina e escurecendo a pele.

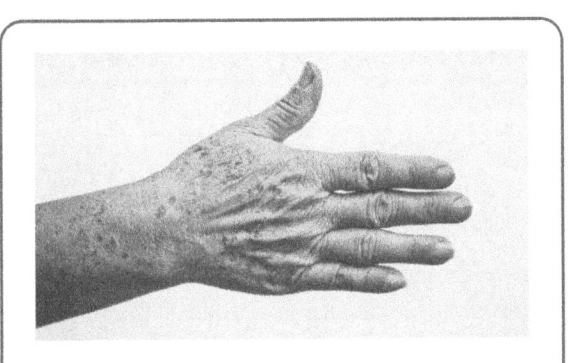

Figura 4. Melanoses solares na mão.
Fonte: Wk1003mike/Shutterstock.com

Melasma

Segundo Azulay, Azulay e Azulay (2011), o **melasma** é caracterizado pelo surgimento de manchas castanhas, mais ou menos intensas, de limites irregulares, localizadas em áreas de exposição solar. Na maioria das vezes, limita-se à face, porém pode surgir no colo e nos membros superiores. Conforme os autores, na face, o melasma pode ocorrer na região frontal, temporal, malar, supralabial, dorso nasal e mandibular, sendo o acometimento centrofacial o mais comum.

É considerada uma fotodermatose, de acordo com Kede e Sabatovich (2009), porque o sol é fator desencadeante e agravante. O histórico familiar contribui na maioria dos casos. Pode surgir na gravidez (cloasma gravídico) ou com o uso de hormônios exógenos (pílulas anticoncepcionais e terapia por reposição). Ainda conforme os autores, o melasma parece ter predisposição genética e predomina em mulheres de fototipos III – IV, ocorrendo com frequência bem menor no sexo masculino, e em áreas com alta incidência de raios ultravioleta.

Efélides

Segundo Lucena et al. (2013) e Simis e Simis (2006), as **sardas** ou **efélides** são pequenas máculas vermelhas ou marrom-claras que, quando acometidas pela exposição ao sol, tendem a escurecer mais – no inverno chegam a desaparecer. Normalmente estão localizadas na face, nos braços e no dorso. Elas são causadas pelo aumento do número de melanócitos e surgem após a exposição à luz solar, principalmente em crianças, adolescentes ou adultos jovens geneticamente predispostos e de pele clara (Figura 5).

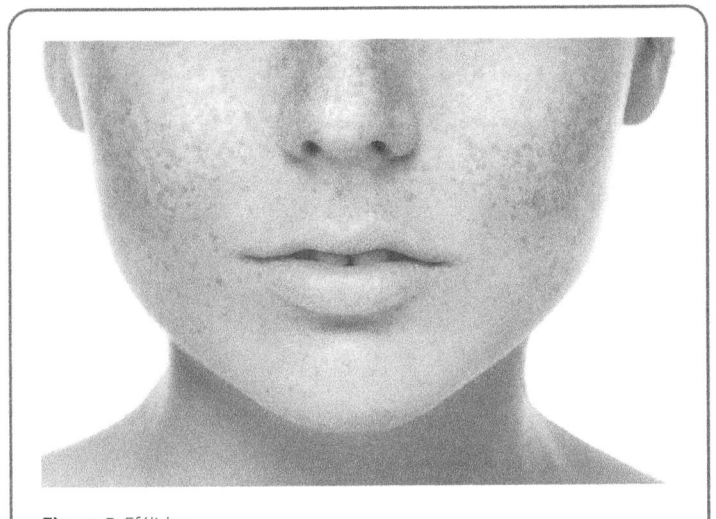

Figura 5. Efélides.
Fonte: Irina Bg/Shutterstock.com

Os objetivos dos procedimentos estéticos para as hipercromias são o clareamento das manchas e a prevenção para que não haja piora do quadro, por meio de técnicas de *peelings* físicos e químicos, *laser* vermelho e *led* azul, hidratação e uso de protetor solar.

Abordagem terapêutica

- **Microdermoabrasão:** segundo Borges (2010), a microdermoabrasão é uma técnica de esfoliação que promove o afinamento do tecido epitelial, preparando-o para tratamentos de revitalização e proporcionando a ele uma textura fina, clareando as camadas mais superficiais da epiderme. A textura fina da pele oferece menos resistência à permeação de produtos. Conforme o autor, esse resultado pode ser alcançado com os *peelings* de diamante, de cristal ou ultrassônico (Figura 6).

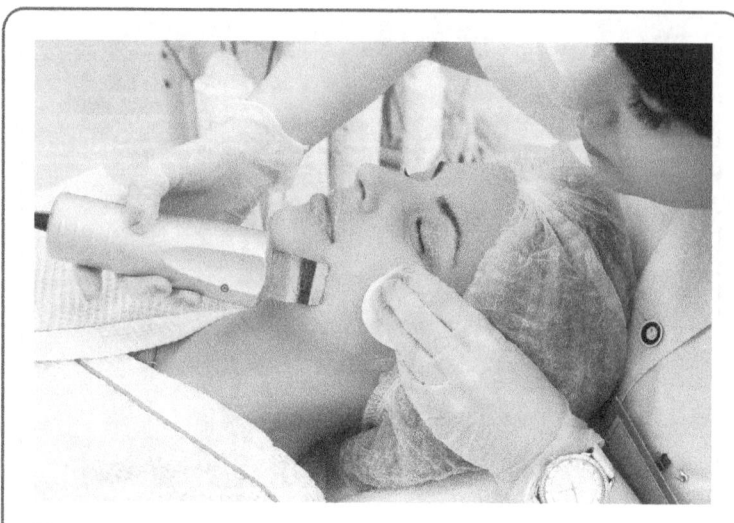

Figura 6. Procedimento de *peeling* ultrassônico.
Fonte: Kovalchynskyy Mykola/Shutterstock.com

- ***Peeling* químico:** é um tratamento para a pele que melhora a estrutura do tecido tratado por meio da aplicação de uma solução cáustica. Segundo Gomes e Damazio (2013), o *peeling* químico oferece a descamação ou destruição de camadas superficiais da pele com o uso de ácidos, com a finalidade de promover afinamento da pele e renovação celular. São classificados como muito superficiais, superficiais, médios ou profundos, sendo os dois primeiros possíveis de serem aplicados pelos esteticistas. Os *peelings* químicos ou ácidos mais utilizados para clareamento, de acordo com Draelos (2009), são: glicólico, salicílico, mandélico, bleides, alfahidroxiácidos, kójico, alfa-arbutin e ácido ascórbico (vitamina C).
- ***Laser* vermelho de baixa intensidade (LBI):** segundo Kamali et al. (2007) e Alghamdi, Kumar e Moussa (2012), o *laser* é uma emissão de luz coerente, monocromática e com alta concentração de energia, com comprimento de onda na faixa de 660nm, capaz de provocar alterações físicas e biológicas. Os efeitos do LBI no metabolismo celular são denominados fotobioestimulação, segundo os autores, e modulam os processos metabólicos celulares, desencadeando aumento do potencial regenerativo dos tecidos biológicos. No caso de alterações pigmentares, o *laser* é utilizado esteticamente com a proposta de modular a ação dos melanócitos, o que, associado ao uso de clareadores, pode trazer um resultado satisfatório.

- ***Led* azul:** conforme Pereira (2013), o *led* azul possui 440nm de comprimento de onda, sendo a penúltima luz mais energética do espectro eletromagnético. Ele tem ação sobre as discromias, devido à propriedade de quebra das macromoléculas de carbono pigmentadas, e também aumenta o acúmulo do peróxido de hidrogênio nas áreas irradiadas (PEREIRA, 2013).
- **Hidratação:** a hidratação é um processo contínuo de prevenção do envelhecimento da pele, no qual as condições necessárias para a recuperação de suas propriedades naturais são potencializadas. Conforme Gomes e Damazio (2013), ela é indicada para todos os tipos de pele, proporcionando uma pele macia, luminosa, flexível e nutrida, e, dessa forma, amenizando a aparência das manchas.
- **Protetor solar:** Está comprovado que os filtros solares diminuem e revertem os efeitos do fotoenvelhecimento da pele. Segundo Draelos (2009), os filtros solares são preparações para uso tópico que reduzem os efeitos deletérios da radiação ultravioleta. Eles podem ser classificados como químicos ou físicos – a associação de ambos potencializa o efeito protetor. Ainda conforme o autor, aos 40 anos, todos os indivíduos apresentam sinais de fotoenvelhecimento, que podem ser caracterizados por rugas, manchas, ressecamento e espessamento da pele, lesões cutâneas pré-cancerosas e, em alguns casos, câncer de pele.

Saiba mais

Conforme Pereira (2013), os filtros químicos absorvem a radiação ultravioleta (altamente energética) transformando-a em radiação de baixa energia. Os filtros físicos são compostos por dióxido de titânio e óxido de zinco, ficando sobre a pele e impossibilitando a absorção dos raios ultravioletas.

Ao fazer uso de *peelings* químicos, é importante avaliar o fototipo da pele do cliente. Quanto mais alto o fototipo, maior a probabilidade de a exposição solar manchar a pele. Dessa forma, é necessário uma declaração escrita que demonstre o comprometimento do paciente em fazer uso de filtro solar.

Saiba mais sobre *peelings* químicos no livro *Dermatologia de Fitzpatrick*, de Wolff, Johnson e Saavedra (2015).

Acne

Segundo Azulay, Azulay e Azulay-Abulafia (2011), **acne vulgar** é uma doença inflamatória que acomete as **unidades pilossebáceas**, constituídas por glândulas sebáceas e pelos. Ocorre pela produção anormal de sebo, que leva à obstrução do canal e à formação de comedões (cravos); estes podem evoluir para pústulas e lesões nodulocísticas (nódulos). Conforme o autor, tal processo fica exposto a bactérias anaeróbicas, como a *Propionibacterium acnes* (*P. acnes*), que é atraída pelo sebo e conduz ao desenvolvimento da acne inflamatória, que geralmente deixa sequelas, como você pode ver na Figura 7.

Conforme Gomes e Damazio (2013), a acne é classificada em cinco graus: acne grau I, não inflamatória, apresenta comedões abertos e fechados; acne grau II, inflamatória, apresenta comedões abertos, fechados, pápulas e pústulas; acne grau III, inflamatória, apresenta comedões abertos, fechados, pápulas, pústulas, nódulos e cistos; acne grau IV, ou acne conglobata, assim denominada por englobar todos os graus anteriores e apresentar abcessos; acne grau V, ou acne fulminante, a forma infecciosa e sistêmica da acne. Esse último grau pode vir acompanhado de dor nas articulações, febre, pápulas, pústulas e nódulos, que podem evoluir para úlceras. Ainda conforme os autores, a partir do grau III a acne demanda acompanhamento médico.

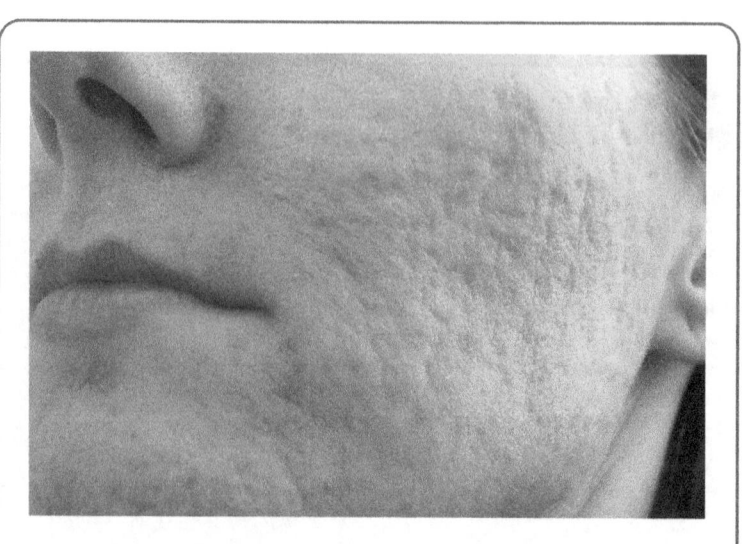

Figura 7. Sequelas de acne inflamatória.
Fonte: Budimir Jevtic/Shutterstock.com

Abordagem terapêutica

Por ser uma patologia que deixa sequelas como cicatrizes atróficas e hipercromias, os objetivos dos procedimentos estéticos são a remoção dos comedões por meio da limpeza de pele, o controle da produção de sebo e do processo inflamatório, e a prevenção de manchas por meio do uso de protetor solar.

Veja a seguir algumas das técnicas e cosméticos mais utilizados em quadros de acne, salientando-se que inicialmente deve ser realizada a limpeza de pele.

- **Alta frequência:** conforme Borges (2010), este é um emissor de ondas eletromagnéticas que, quando aplicado sobre a pele, provoca a formação de ozônio, que possui ação desinfetante e reconhecida eficácia contra agentes microbianos. A desinfecção é a principal prioridade nos quadros de acne, pois geralmente está presente a bactéria *Propionium bacterium acne* (*P. acne*).
- ***Lasers* vermelho e infravermelho:** o *laser* vermelho com comprimento de onda de 660nm e o *laser* infravermelho com 804nm oferecem efeitos benéficos em casos de acne devido à fotobiomodulação, que possui ação anti-inflamatória, melhora o sistema imunológico, analgesia e cicatriza, minimizando dessa forma as possíveis sequelas, segundo Pereira (2013).

> **Link**
>
> No link a seguir, saiba mais sobre teorias do envelhecimento (TEIXEIRA; GUARIENTO, 2010):
>
> https://goo.gl/ymeENC

- ***Led* azul:** conforme Pereira (2013), essa técnica é eficiente no tratamento da acne, pois, ao penetrar no tecido, o *led* favorece a ação bactericida sobre a *P. acne* e dessa forma auxilia na cicatrização e impede que as pápulas evoluam para pústulas (PEREIRA, 2013).
- **Microcorrentes:** conforme Agne (2013), quando aplicada sobre a acne, essa técnica apresenta todos os efeitos citados para flacidez e rugas e, ainda, efeitos anti-inflamatórios e cicatrizantes, além de auxiliar a drenagem linfática.

- **Cosméticos:** em associação às técnicas elencadas acima, pode-se aplicar argilas, óleos essenciais como melaleuca, eucalipto, lavanda e alecrim, e princípios ativos como os ácidos salicílico, azeláico, glicirrízico, glicólico, láctico, lactobiônico e mandélico, entre outros. Conforme Pereira (2013), a vitamina C é um grande aliado nessa patologia, bem como os protetores solares.

Link

Acesse o link e veja mais informações sobre fotoproteção (TOFETTI; OLIVEIRA, 2006):

https://goo.gl/4taA4L

Exemplo

Tratando-se de melasma, vários aspectos devem ser levados em consideração ao elaborar um protocolo para melhorar o aspecto e promover o clareamento da pele em tempo reduzido. Os objetivos são: a prevenção ou a redução da severidade das manchas, a redução da área afetada e a inibição da formação e da distribuição da melanina para os queratinócitos e para a derme.

Veja um exemplo prático: uma cliente de 45 anos apresenta melasma distribuído na região frontal (testa) e nas laterais da face há 10 anos, surgido após gestação. Nunca tratou a afecção com esteticista, porém faz uso de protetor solar diariamente, fato importante para a realização de *peelings* físicos e químicos. O plano de tratamento consistirá em seis sessões semanais de aplicação de *peeling* de diamante em toda a face durante cerca de 15 minutos e, após, a aplicação de ácido glicólico 10%, pH 3,5 (segundo orientação da ANVISA), deixando agir por 10 minutos. Retira-se o produto e aplica-se uma formulação de ácido kójico, para inibição da formação de melanina, ácido láctico, para clareamento, e belides, para inibição da tirosinase, retirando após 10 minutos. Pode-se finalizar a sessão com a aplicação de uma máscara hidratante e filtro solar FPS 70. Essa cliente deve aplicar o mesmo protetor pela manhã e reaplicá-lo de 3 em 3 horas. Após as 6 sessões, será realizada nova avaliação para planejar a sequência do tratamento.

Exercícios

1. Para um quadro de acne grau II em um jovem de 15 anos, a primeira sessão consistirá em uma limpeza de pele. Quanto ao protocolo com efeito anti-inflamatório para a cicatrização das lesões, assinale a afirmação correta.
   a) Após higienização e esfoliação: aplicação de ácido kójico para desqueratinização e *led* azul.
   b) Após higienização e esfoliação: aplicação de ácido salicílico e microcorrentes.
   c) A radiofrequência pode ser aplicada neste caso, com temperatura de 40° centígrados, para provocar um processo inflamatório.
   d) Após higienização e esfoliação: aplicação de drenagem linfática com vacuoterapia.
   e) Nos casos de acne de qualquer grau, é bastante utilizado o *led* azul com objetivo anti-inflamatório.

2. As melanoses solares são manchas escuras que surgem principalmente após os 40 anos. O objetivo do tratamento pelo esteticista será provocar o clareamento por meio de procedimentos específicos. Abaixo, seguem algumas sugestões de procedimento. Assinale a alternativa correta.
   a) Higienização, esfoliação com *peeling* de diamante e, após, aplicação de ácido glicólico.
   b) Higienização, esfoliação com cosmético e, após, aplicação de radiofrequência.
   c) Higienização, esfoliação e aplicação de ácido hialurônico.
   d) Higienização, esfoliação com *peeling* de diamante e, após, aplicação de microagulhamento.
   e) Higienização, esfoliação e aplicação de máscara hidratante.

3. Com o envelhecimento, surgem a flacidez e as rugas, entre outros sinais. As rugas são definidas como linhas e depressões que se formam na pele e podem ser tratadas pelo esteticista de diversas formas. Porém, os objetivos do tratamento devem ser bem definidos. Assinale a alternativa que possui o objetivo adequado.
   a) Desqueratinização.
   b) Aumentar a permeabilidade da membrana celular para facilitar a entrada de princípios ativos para rugas.
   c) Aumento do fluxo sanguíneo.
   d) Aumento do metabolismo e do fluxo sanguíneo.
   e) Ativação de fibroblastos para formação de colágeno.

4. Os quadros de acne podem ter a presença da bactéria *Propionium bacterium acne*. Nesses casos, é importante adotar procedimentos que ajudem a controlar o quadro; ou seja, o tratamento deve ter ação bactericida. Assinale a alternativa correta que propõe técnicas com ação bactericida.
   a) Microcorrentes e *laser* vermelho.
   b) Microcorrentes e ácido glicólico.
   c) Microcorrentes e radiofrequência.
   d) Ácido salicílico e alta frequência.
   e) Ácido glicólico e *laser* vermelho.

5. O objetivo do *eletrolifting* é provocar

um processo inflamatório superficial para que, com as fases de reparo do tecido, seja formado um novo colágeno. É indicado para o preenchimento de rugas ou estrias. Assinale a alternativa correta:
a) A técnica tem ação hidratante, levando ao preenchimento da ruga ou estria.
b) Deve-se deslizar o eletrodo com agulha sobre o trajeto da ruga ou estria até hiperemiar.
c) Deve-se deslizar o eletrodo caneta no sulco da ruga ou estria até hiperemiar.
d) O objetivo dessa técnica é gerar um processo inflamatório crônico para promover a produção de colágeno
e) Deve-se deslizar o eletrodo caneta sobre o sulco da ruga ou estria por seis repetições.

Referências

AGNE, J. *Eletrotermofototerapia*. 2. ed. Santa Maria: Do Autor, 2013.

AGNE, J. *Eu sei eletroterapia*. Santa Maria: Do autor, 2009.

ALAM, M.; GLASDSTOONE, H. B.; TUNG, R. C. *Dermatologia cosmética*. Rio de Janeiro: Drink M Elston, 2010.

ALGHAMDI, K. M.; KUMAR, A.; MOUSSA, N. A. Low-level laser therapy: a useful techique for enhancing the proliferation of variou cultured cells. *Lasers in Medical Science*, Rockville, n. 27, p. 237-249, 2012.

ALVARES, D. B.; TABORDA, V. B. A.; ALMA, J. M. Acne vulgar: avanços na técnica combinada de limpeza de pele associada ao peeling ultrasônico e a fotobioestimulação com LEDs. *Salusvita*, Bauru, v. 31, n. 1, p. 71-80, 2012.

AZULAY, R. D; AZULAY, D. R; AZULAY-ABULAFIA, L. *Dermatologia*. 6. ed. Rio de Janeiro: Guanabara Koogan, 2011.

BAGATIN, E. Mecanismos do envelhecimento cutâneo e o papel dos cosmecêuticos. *Revista Brasileira de Medicina*, São Paulo, v. 66, p.5-11, 2009.

BORGES, F. S. *Modalidades terapêuticas nas disfunções estéticas*. 2. ed. São Paulo: Phorte, 2010.

DERMAROLLER. Wolfenbüttel, 2017. Disponível em: <http://www.dermaroller.de/home>. Acesso em: 24 out. 2017.

DRAELOS, Z. D. *Cosmecêuticos*. 2. ed. Rio de Janeiro: Elsevier, 2009.

GOMES, R. K.; DAMAZIO, M. G. *Cosmetologia*: descomplicando os princípios ativos. 4. ed. São Paulo: Livraria Médica Paulista, 2013.

GUIRRO, E.; GUIRRO, R. *Fisioterapia Dermato-Funcional*: fundamentos, recursos, patologias. 3. ed. São Paulo: Manole, 2010.

KALIL, C. L. P. V. et al.; Tratamento das cicatrizes de acne com a técnica de microagulhamento e drug delivery. *Surg Cosmet Dermatol*, Porto Alegre, v. 7, n.2, p.144- 8, 2015.

KAMALI, F. et al. The therapeutic effect of low-level laser on repair of osteochondral defects in rabbit knee. *Journal of Photochemistry and Photobiology B*: Biology, Amsterdam, n. 88, p. 11–15, 2007.

KEDE, M. P. V.; SABATOVICH, O. *Dermatologia Estética*. 2. ed. São Paulo: Atheneu, 2009.

LIMA, E. V. A.; LIMA, M. A.; TAKANO, D. Microagulhamento: estudo experimental e classificação da injúria provocada. *Surgical & Cosmetic Dermatology*, Rio de Janeiro, v. 5, n. 2, p.110-114, abr./jun. 2013.

LUCENA, E. E. S. et al. Prevalência de éfelides labiais e periorais em trabalhadores de praias. *Anais Brasileiros de Dermtologia*, Rio de Janeiro, v. 88, n. 1, jan./fev. 2013.

PEREIRA, M. F. L. *Recursos técnicos em estética*. São Caetano do Sul: Difusão, 2013. v. 2.

SAMPAIO, S. A. P.; RIVITTI, E. A. *Dermatologia*. 3. ed. São Paulo: Artes Médicas, 2008.

SIMIS, T.; SIMIS, D. R. C. Doenças de pele relacionadas à radiação solar. *Revista da Faculdade de Ciências Medicas de Sorocaba*, Sorocaba, v. 8, n. 1, 2006.

STEINER, D. *Beleza levada a sério*. 4. ed. São Paulo: Rideel, 2012.

TEIXEIRA, I. N. D. O.; GUARIENTO, M. E. Biologia do envelhecimento: teorias, mecanismos e perspectivas. *Ciência e Saúde Coletiva*, Rio de Janeiro, v. 15, n. 6, p. 2845-2857, 2010. Disponível em: <http://www.scielo.br/pdf/csc/v15n6/a22v15n6.pdf>. Acesso em: 24 out. 2017.

TOFETTI, M. H. F. C.; OLIVEIRA, V. R. *A importância do uso do filtro solar na prevenção do fotoenvelhecimento e do câncer de pele*. Investigação, Franca, v. 6, n. 1, p. 59-66, 2006. Disponível em: <http://publicacoes.unifran.br/index.php/investigacao/article/view/183/137>. Acesso em: 24 out. 2017.

WOLFF, K.; JOHNSON, R. A.; SAAVEDRA, A. P. *Dermatologia de Fitzpatrik*: atlas e texto. 7. ed. Rio de Janeiro: McGraw-Hill Interamericana do Brasil, 2015.

Leituras recomendadas

AVRAM, M. R. et al. *Atlas colorido de dermatologia estética*. Rio de Janeiro: McGraw-Hill Interamericana do Brasil, 2008.

OLIVEIRA, Â. Z. M. *Desenvolvimento de formulações cosméticas com ácido hialurônico*. 2009. 99p. Dissertação (Mestrado em Tecnologia Farmacêutica) - Faculdade de Farmácia, Universidade do Porto, Porto, 2009.

VIEIRA, F. N. M. *Mecanismos moleculares do envelhecimento cutâneo*: dos cromossomos às rugas. São Paulo: Artes Médicas, 2010.

Tratamentos cosméticos corporais

Objetivos de aprendizagem

Ao final deste texto, você deve apresentar os seguintes aprendizados:

- Listar as diferentes disfunções estéticas corporais.
- Definir a fisiopatologia das principais alterações inestéticas corporais.
- Diferenciar os procedimentos estéticos relacionados com disfunções corporais.

Introdução

Atualmente, a demanda por tratamentos para prevenção e redução de disfunções estéticas corporais é elevada, por isso os profissionais estão em busca por técnicas menos invasivas. Para suprir essa necessidade, os profissionais esteticistas sentem-se motivados a buscar qualificação e atualização.

As principais queixas de disfunções estéticas corporais incluem o fibro edema geloide, a flacidez, as estrias e a gordura localizada, principalmente na região abdominal. As propostas de tratamentos devem ser elaboradas com especificidade, a fim de obter melhores resultados. Para o manejo desses problemas inestéticos, podem ser realizados procedimentos estéticos que empreguem recursos cosméticos, eletroestéticos e manuais.

Neste texto, você vai estudar as disfunções estéticas corporais mais comuns e os procedimentos, técnicas e produtos utilizados em seu manejo. Para uma melhor compreensão, os assuntos serão divididos de acordo com cada disfunção.

Fibro edema geloide (FEG)

O **fibro edema geloide** é popularmente conhecido como **celulite**. Trata-se de uma alteração do tecido subcutâneo própria da mulher, relacionada a um desequilíbrio do metabolismo de circulação e das fibras de sustação localizadas no tecido conjuntivo, afetando também o tecido intersticial e os pequenos vasos.

Segundo Guirro e Guirro (2010), essa patologia tem início com a hipertrofia das células adiposas; ou seja, um **acúmulo de lipídeos** se desenvolve no adipócito, provocando hipertrofia da célula e deslocando o núcleo para a periferia. Ocorre, então, uma diminuição na drenagem do líquido intersticial. A persistência desse quadro implica em uma compressão dos vasos, que ficam, assim, incapazes de desempenhar seu papel.

Com base nessas alterações, o fibro edema geloide pode ser classificado em quatro graus, de acordo com Guirro e Guirro (2010):

- **Grau I:** forma branda com aumento da permeabilidade capilar, originando o edema (Figura 1). Nesse caso, o FEG só será visualizado ao se comprimir o tecido entre os dedos, ou contraindo-se os músculos voluntariamente, sem presença de dor.

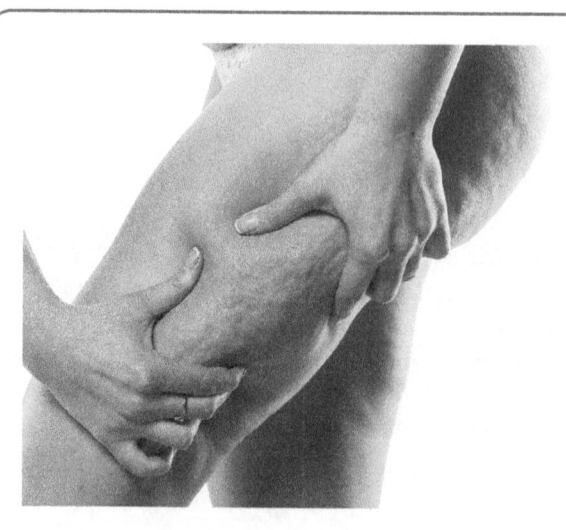

Figura 1. Representação do fibro edema geloide grau I.
Fonte: Vladimir Gjorgiev/Shutterstock.com

- **Grau II:** forma moderada na qual, além do edema, apresenta irregularidade no tecido. Pode apresentar algum sintoma de dor e é mais evidenciada com compressão (Figura 2).

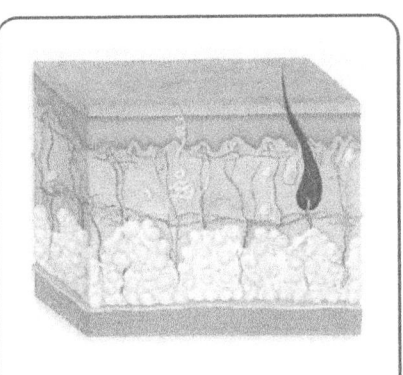

Figura 2. Representação do fibro edema geloide grau II.
Fonte: Soriano, Pérez e BAQUÉS (2000).

- **Grau III:** forma grave, quando apresenta o efeito casca de laranja. Apresenta dor se palpada, palidez, redução da temperatura e da elasticidade da pele; visível em qualquer posição (Figura 3).

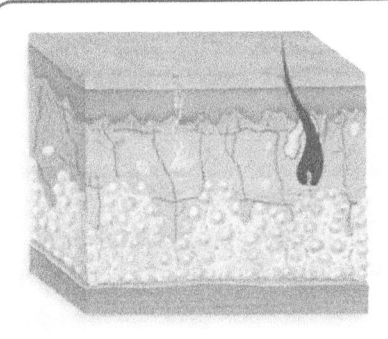

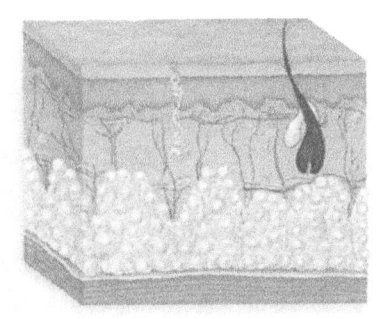

Figura 3. Representação do fibro edema geloide grau III.
Fonte: Soriano, Pérez e Baqués (2000).

- **Grau IV:** forma irreversível, quando o quadro apresenta todos os sintomas dos estágios anteriores, além de aumento do tamanho dos macronódulos e retração esclerótica (Figura 4).

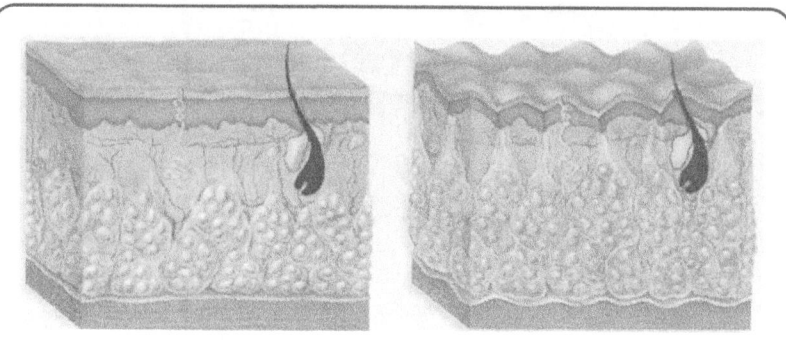

Figura 4. Representação do fibro edema geloide grau IV.
Fonte: Soriano, Pérez e Baqués (2000).

Abordagens terapêuticas

Ao escolher uma abordagem terapêutica para o FEG (celulite), deve-se ter como objetivos a melhora da irrigação circulatória e da drenagem linfática e o esvaziamento das células adipócitas. Isso se dá por meio de protocolos adequados, tanto com o uso de equipamentos quanto de técnicas manuais e cosméticas.

- **Ultrassom:** conforme Guirro e Guirro (2010), trata-se de um aparelho que produz ondas sonoras por meio de uma corrente elétrica, ocasionando efeito mecânico e aumento da permeabilidade da membrana. Gera efeito térmico, vasodilatação, aumento do fluxo sanguíneo e do metabolismo e, principalmente, efeito tixotrópico, que diminui a consistência tecidual fibrótica, o que permite o aumento da elasticidade do tecido afetado pela celulite.

- **Endermoterapia:** também chamada de vacuoterapia, realiza uma massagem padronizada, suave, porém profunda, e atua no sistema circulatório e linfático. Conforme Agne (2009), essa terapia favorece as trocas gasosas, fortalece os vasos linfáticos e melhora a nutrição e a oxigenação celular, promovendo a mobilização e descongestionando os tecidos (Figura 5).

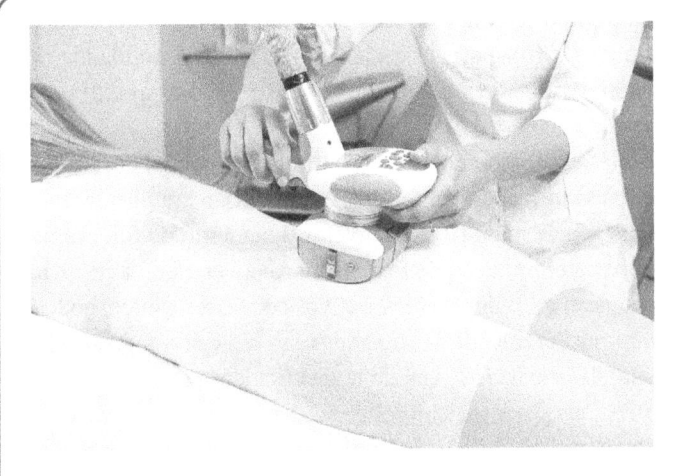

Figura 5. Endermoterapia corporal.
Fonte: Lestertair/Shutterstock.com

- **Radiofrequência:** consiste em provocar um aquecimento interno da derme profunda e estimular o metabolismo. Segundo Borges (2010), a elevação da temperatura interna pela radiofrequência provoca uma vasodilatação periférica, o que promove a quebra dos tecidos adiposo e fibroso. Ainda conforme o autor, esse efeito possibilita uma melhora da circulação sanguínea e linfática e contribui para a nutrição e a oxigenação dos tecidos, estimulando, assim, a respiração celular e a expulsão de catabólitos, ou seja, a drenagem de fluidos e toxinas.
- **Eletrolipólise:** de acordo com Agne (2013), a eletrolipólise consiste na aplicação de tiras de silicone e de uma corrente pulsada sem padronização, provocando um aumento da temperatura local, do fluxo sanguíneo, do metabolismo e do trofismo celular, o que gera modifica-

ções na membrana celular e leva à hidrólise de triglicerídeos, traduzido clinicamente por redução do quadro de FEG, ou celulite.
- **Massagem:** exerce um efeito mecânico local, decorrente da ação direta da pressão exercida no local massageado, e também uma ação reflexa indireta, pela liberação de substâncias vasoativas. Conforme Braun e Simonson (2007), a massagem aumenta a nutrição do local acometido por celulite, promovendo também aumento da maleabilidade e flexibilidade do tecido.
- **Drenagem linfática:** o objetivo desse tipo de massagem, segundo Guirro e Guirro (2010), é drenar o excesso de fluidos acumulado nos espaços intersticiais, de forma a manter o equilíbrio das pressões tissulares e hidrostáticas.
- **Cosméticos:** segundo Pereira (2013), os produtos cosméticos devem seguir as indicações das demais técnicas, visando aumentar a circulação, deixar a pele mais firme, prevenir o acúmulo de glicose nas fibras, auxiliar a eliminação de toxinas e promover efeito anti-inflamatório. Como exemplos de princípios ativos com esses efeitos, podemos citar, conforme Pereira (2013): *Algisium C®* – ação anti-inflamatória e antiedema; *Asiaticoside®* – melhora da circulação sanguínea e antiedema; *Cafeisilane®* – ativa a hidrólise dos triacilgliceróis, levando à redução do acúmulo de lipídios, ação na drenagem dos líquidos e contra os radicais livres; *Chemextract Café Verde®* – ação ativadora da circulação; *L-carnitina* – ação no adipócito para redução de medidas; *Rutiderm®* – ação anti-inflamatória, antiedema e vasoprotetora; *Thiomucase®* – despolimeriza as glicosaminoglicanas, melhorando o aspecto de casca de laranja do fibro edema geloide.

Estrias

Segundo Kede e Sabatovich (2009), as **estrias** podem ser definidas como uma atrofia tegumentar adquirida, de aspecto linear, na qual há uma mudança na cor e na textura, com depressão ou elevação do tecido no qual é encontrada. Por tratar-se de uma atrofia, apresenta diminuição da espessura da pele, decorrente da diminuição do número e do volume de seus elementos, e é representada por adelgaçamento, pregueamento, secura, menor elasticidade e rarefação de pelos (Figura 6).

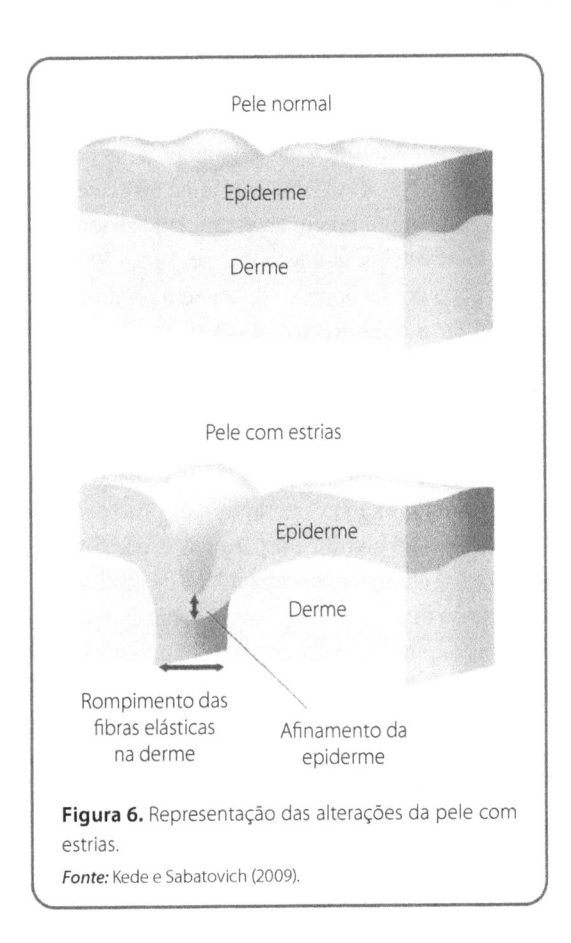

Figura 6. Representação das alterações da pele com estrias.
Fonte: Kede e Sabatovich (2009).

Abordagens terapêuticas

Os tratamentos consistem em homogeneizar a cor das estrias em relação à pele saudável vizinha e nivelar as zonas deprimidas com as zonas cutâneas normais, podendo assim melhorar a aparência da pele lesionada. Para tanto, de acordo com Borges (2010), devem ser selecionados tratamentos que promovam a síntese de colágeno e estimulem a camada basal da epiderme para renovação celular.

De acordo com Pereira (2013), os tratamentos podem ter grande eficácia, desde que o número de sessões seja prescrito de acordo com a pele, a idade, o tamanho das estrias, etc. Obviamente o resultado pode variar de acordo com o indivíduo, devido à capacidade reacional de cada um. Seguem abaixo algumas das técnicas mais utilizadas pelos esteticistas.

- **Microcorrentes:** trata-se de uma corrente de baixa frequência e baixa intensidade. Segundo Agne (2009), esta corrente restabelece a bioeletricidade tecidual e facilita a entrada de prótons para o meio interno, aumentando a síntese de ATP e de proteína e a aceleração de seu transporte através da membrana celular, estimulando a formação de colágeno. No tratamento de estrias, ainda conforme Agne (2009), a microcorrente pode ser aplicada com o objetivo de ativar a produção de colágeno e de elastina, auxiliar o organismo a se organizar e acelerar o processo de cicatrização com qualidade.
- *Eletrolifting*: trata-se de um método superficial que reúne os efeitos de um eletrodo em forma de caneta associado a uma corrente galvânica ou contínua. Segundo Borges (2010), o objetivo do *eletrolifting* é provocar uma lesão tecidual, gerando um processo inflamatório que será responsável pelo efeito de reparo nas estrias. Na pele estriada, os fibroblastos apresentam baixa capacidade de replicação; porém, com o estímulo elétrico do *eletrolifting*, essa replicação pode ser aumentada. Ainda conforme o autor, o processo de regeneração da estria está baseado na combinação dos efeitos da corrente contínua e dos processos envolvidos na inflamação, ou seja, no reparo do tecido, com aumento do fluxo sanguíneo local, aumento da densidade do tecido e produção de fibroblastos e de colágeno, suavizando o aspecto das estrias.
- **Vacuoterapia:** conforme Pereira (2013), o objetivo desse procedimento é a melhora do trofismo da estria, ou seja, a obtenção de uma pele com maior irrigação sanguínea, densidade e elasticidade, por meio da estimulação dos fibroblastos, o que possibilita a reconstrução do colágeno e das fibras elásticas.
- **Microdermoabrasão:** o princípio da microdermoabrasão é semelhante ao do *eletrolifting*, segundo Kede (2009), por apresentar caráter regenerativo, baseado em uma lesão promovida por agente físico e no desencadeamento de um processo inflamatório, porém de outra forma. Com essa técnica, provoca-se uma abrasão por meio do deslizamento sobre a pele de uma ponteira diamantada, ou um jato de óxido de alumínio, ambos utilizando os princípios da vacuoterapia.
- **Radiofrequência:** neste caso, segundo Borges (2010), pretende-se aumentar a temperatura local utilizando-se correntes de 40 a 41°C, provocando um processo inflamatório e, assim, tendo como resposta todas as fases de reparo do tecido, com formação de novo colágeno.

- **Cosméticos:** em paralelo aos métodos eletroestéticos para estrias, poderão ser associados princípios ativos como métodos complementares. Segundo Gomes e Damazio (2013), os princípios ativos empregados no tratamento para estrias devem oferecer ação queratolítica, esfoliante e estimulante da síntese de colágeno, e promover o aumento das fibras elásticas e de colágeno. São exemplos de cosméticos possíveis de serem empregados no tratamento de estrias, conforme Gomes e Damazio (2013): *Ácido glicólico* – ação queratolítica e hidratante; *Ácido láctico* – renovador celular; *Ácido hialurônico* – hidratante; *Ácido lipóico* – ação em cicatrizes atróficas; *Ácidos graxos* – umectante; *Aloe Vera* – restaurador tissular; *Algisium C®* – estimulador da regeneração epidérmica; *Coenzima Q 10* – antioxidante. Ainda conforme os autores, o ativo cosmético mais utilizado como coadjuvante às técnicas descritas é a vitamina C, por suas propriedades de aumentar o colágeno, cicatrizar feridas e minimizar a ação dos radicais livres, além de clarear manchas.

Gordura localizada ou lipodistrofia

O **tecido adiposo subcutâneo** é caracterizado pelo predomínio de células adiposas (adipócitos). Conforme Enes e Slater (2010), os **adipócitos** são responsáveis por armazenar a gordura e apresentam a capacidade de aumentar ou diminuir seu volume de acordo com a quantidade de triglicerídeos em seu interior. Ainda segundo os autores, os locais onde há maior acúmulo de tecido adiposo são a porção proximal dos membros, a parede abdominal e, especialmente, as porções laterais dessa região. Conforme Bartelt et al. (2013), dois processos são responsáveis pelo ganho e consumo de energia: a **lipogênese**, que trata da síntese de ácidos graxos e triglicerídeos, que serão armazenados no fígado e no tecido adiposo; e a **lipólise**, que é a queima da gordura corporal e ocorre quando acontece a liberação de enzimas lipase, ativadas por hormônios que quebram as moléculas de gordura e as transformam em ácidos graxos livres e glicerol, que são metabolizados nos músculos.

Abordagens terapêuticas

Os objetivos devem ser no sentido de provocar a lipólise, aumentar o ATP das células e otimizar o sistema circulatório local. Segundo Agne (2013), as técnicas mais utilizadas em procedimentos estéticos são: a **vacuoterapia**, para aumento da circulação; a **eletrolipólise**, pelos mesmos efeitos relatados em relação ao tratamento da celulite; e a **radiofrequência**, pois com o aumento da temperatura de 40 a 42°C há um aumento considerável do ATP, ocasionando o esvaziamento dos adipócitos. A **massagem** também é uma ótima opção de manejo, coadjuvante aos procedimentos acima citados, já que pode melhorar a nutrição do tecido e aumentar o aporte sanguíneo, conforme Guirro e Guirro (2010). Mais recentemente, têm sido disponibilizadas novas tecnologias como criolipólise, ultracavitação e crio-radiofrequência.

Flacidez ou hipotonia

Segundo Guirro e Guirro (2010), a **flacidez** ou **hipotonia** refere-se à perda de tonicidade, à diminuição da firmeza e ao aparecimento de flacidez cutânea ou muscular. Geralmente é decorrente do processo de envelhecimento, podendo também ser causada por outros fatores. Ainda conforme os autores, a flacidez da pele surge quando o colágeno se torna mais rígido e sua produção se torna mais lenta. Além disso, as fibras elásticas vão perdendo sua característica elástica.

Abordagens terapêuticas

São necessários principalmente tratamentos preventivos relacionados a bons hábitos alimentares, exercícios físicos e boa hidratação. Porém, quando está instalada, a flacidez pode ser amenizada com o uso de técnicas que estimulem a produção de fibroblastos, visando à síntese do colágeno e à melhoria da extensibilidade das fibras colágenas e elásticas, segundo Pereira (2013).

De acordo com Agne (2013), os esteticistas podem utilizar amplamente a técnica de **microcorrentes**, que aumenta a permeabilidade da membrana celular, o ATP disponível, a síntese de proteína e, consequentemente, a síntese de colágeno; e a **radiofrequência**, com a finalidade de levar o tecido a um processo inflamatório pelo efeito do calor de 40 a 42°C sobre a pele, causando o reparo do tecido e, como efeito final, a produção de colágeno.

Exercícios

1. A flacidez tecidual é consequência de inúmeros fatores, sendo o mais previsível relacionado ao envelhecimento, que leva à diminuição da produção de colágeno e à rigidez das fibras colágenas e elásticas. Nesse caso, uma técnica apropriada para melhorar a extensibilidade dessas fibras e aumentar a produção de colágeno seria:
   a) ultrassom, devido à sua ação tixotrópica, que permite diminuir a consistência do tecido.
   b) radiofrequência, pois, com o aumento do calor local, provoca-se um processo inflamatório com formação de colágeno e maleabilidade do tecido.
   c) vacuoterapia, com o objetivo de descongestionar o tecido e melhorar sua maleabilidade.
   d) microcorrentes, aumentando a produção de colágeno por meio da facilitação da síntese de proteínas e de colágeno.
   e) a aplicação de cosméticos que hidratem a pele, visando melhorar a rigidez das fibras em questão.

2. O *eletrolifting* aplicado sobre o sulco das estrias tem como objetivo provocar uma lesão tecidual, produzindo um processo inflamatório que será responsável pelo efeito de reparo das mesmas. De acordo com o processo de reparo dos tecidos, quais resultados poderão ser obtidos ao se tratar as estrias com essa técnica?
   a) Melhora da coloração local e produção de colágeno.
   b) Produção de colágeno.
   c) Aumento do fluxo local.
   d) Desfibrosagem das estrias, aumentando a maleabilidade das mesmas.
   e) Surgimento de hiperemia, coloração mais avermelhada.

3. A massagem exerce uma pressão no local tratado, aumentando a circulação sanguínea e o metabolismo local e melhorando a nutrição dos tecidos. Selecione a resposta correta de acordo com os efeitos esperados da massagem nos tecidos para as respectivas patologias.
   a) Aplicada em estrias, com o aumento do fluxo sanguíneo, pode melhorar a coloração das mesmas, principalmente quando se tratam de estrias brancas.
   b) Aplicada na gordura localizada, melhora o fluxo sanguíneo, a nutrição local e a maleabilidade do tecido.
   c) Aplicada em fibro edema geloide, pode melhorar a extensibilidade das fibras fibrosadas.
   d) Aplicada sobre a pele flácida, com cosmético adequado, pode melhorar produção de colágeno e devolver a elasticidade ao tecido.
   e) Aplicada em gordura localizada em braços, pode

devolver o tônus muscular levando à melhora do contorno dos mesmos.

4. A celulite resulta do desequilíbrio do metabolismo de circulação e das fibras de sustentação, as fibras colágenas do tecido conjuntivo. A forma grave dessa afecção é definida pelo aspecto de casca de laranja com nódulos fibróticos, com dor à palpação e redução da elasticidade e da temperatura. Em relação às propostas terapêuticas, selecione a resposta correta:
   a) A radiofrequência vai oferecer mais maleabilidade porque provoca uma vasodilatação periférica, porém pode aumentar a fibrose dos nódulos, aumentando o aspecto de casca de laranja.
   b) A vacuoterapia pode ser utilizada nesse caso devido ao seu efeito descongestionante e de quebra da gordura localizada.
   c) O ultrassom é uma técnica adequada para o tratamento de FEG pelo seu efeito tixotrópico.
   d) A massagem aumenta a circulação, a nutrição e a oxigenação do tecido com celulite, se aplicada com força.
   e) O grau II de FEG apresenta o aspecto de casca de laranja sendo interessante a aplicação de microcorrentes para diminuir os nódulos fibróticos.

5. A microcorrente é uma técnica que utiliza uma corrente polarizada que pode provocar alterações positivas nas estrias. Abaixo seguem alguns dos efeitos esperados para melhorar a aparência dessas disfunções estéticas. Assinale a afirmativa correta, relacionada à aplicação da microcorrente.
   a) Permite a redução total do sulco das estrias.
   b) Acelera a produção da síntese de proteína, porém não tem efeito sobre a elastina.
   c) Ao aumentar a síntese de colágeno, pode piorar o quadro de fibrose já estabelecido.
   d) Diminui o processo de fibrose da estria.
   e) Se aplicada com a técnica de *eletrolifting* com eletrodo tipo caneta, pode auxiliar no reparo do tecido com qualidade.

Referências

AGNE, J. E. *Eletrotermofototerapia*. 3. ed. São Paulo: Andreoli, 2013.

AGNE, J. E. *Eu sei eletroterapia*. Santa Maria: do autor, 2009.

BARTELT, A. et al. Efeitos da lipoproteína lipase de adipócitos na lipogênese de novo e escurecimento do tecido adiposo branco. *Rev. Biochimica et Biophysica Acta*.v.1831, n.5, p. 934-942, 2013.

BORGES, F. S. *Dermato-funcional*: modalidades terapêuticas nas disfunções estéticas. 2. ed. São Paulo: Phorte, 2010.

BRAUN, M. B.; SIMONSON, S. *Massoterapia*. São Paulo: Manole, 2007.

ENES, C.C; SLATER, B. Obesidade na adolescência e seus principais fatores determinantes. *Revista Brasileira de Epidemiologia*, São Paulo, v. 13, n. 1, p. 163-171, 2010.

GOMES, R. K.; DAMAZIO, M. G. *Cosmetologia descomplicando os princípios ativos*. 4. ed. São Paulo: Livraria Médica Paulista, 2013.

GUIRRO, E.; GUIRRO, R. *Fisioterapia-Dermatofuncional*: fundamentos, recursos, patologias. 3. ed. São Paulo: Manole, 2010.

KEDE, M. P. V.; SABATOVICH, O. *Dermatologia Estética*. 2. ed. São Paulo: Atheneu, 2009.

PEREIRA, M. F. L. *Recursos técnicos em estética*. São Caetano do Sul: Difusão, 2013. v. 2.

SORIANO, M. C. D.; PÉREZ, S. C.; BAQUÉS, M. I. C. *Electroestética Professional Aplicada*: teoria y práctica para la utilización de corrientes en estética. Prior Velho: Sorisa, 2000.

Leitura recomendada

ELWING, A.; SANCHES, O. *Drenagem Linfática Manual*: teoria e prática. São Paulo: Senac, 2010.